U0189135

Revival of Shelf Acetabuloplasty

髋臼造盖术的革新

原著　[日] Shiro Hirose

主译　刘文刚

中国科学技术出版社

·北 京·

图书在版编目（CIP）数据

髋臼造盖术的革新 /（日）广濑四郎（Shiro Hirose）原著；刘文刚主译 . — 北京：中国科学技术出版社，2021.7

书名原文：Revival of Shelf Acetabuloplasty

ISBN 978-7-5046-9004-3

Ⅰ . ①髋… Ⅱ . ①广… ②刘… Ⅲ . ①髋臼—外科手术 Ⅳ . ① R68

中国版本图书馆 CIP 数据核字 (2021) 第 055714 号

著作权合同登记号：01-2021-1661

策划编辑	焦健姿　王久红
责任编辑	焦健姿
装帧设计	佳木水轩
责任印制	李晓霖

出　　版	中国科学技术出版社
发　　行	中国科学技术出版社有限公司发行部
地　　址	北京市海淀区中关村南大街 16 号
邮　　编	100081
发行电话	010-62173865
传　　真	010-62179148
网　　址	http://www.cspbooks.com.cn

开　　本	889mm×1194mm　1/16
字　　数	121 千字
印　　张	6.75
版　　次	2021 年 7 月第 1 版
印　　次	2021 年 7 月第 1 次印刷
印　　刷	天津翔远印刷有限公司
书　　号	ISBN 978-7-5046-9004-3 / R·2689
定　　价	80.00 元

（凡购买本社图书，如有缺页、倒页、脱页者，本社发行部负责调换）

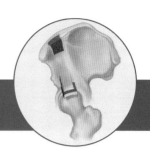

译者名单

主　译　刘文刚　广东省第二中医院

副主译　周　驰　广州中医药大学第一附属医院

译　者　（以姓氏笔画为序）

　　　　王雅萱　广州中医药大学

　　　　卢湘怡　广州中医药大学

　　　　叶国柱　广东省第二中医院

　　　　朱　泳　广州中医药大学

　　　　任悦怡　广州中医药大学

　　　　孙伟鹏　广州中医药大学

　　　　李聪聪　广州中医药大学

　　　　宋　敏　广州中医药大学

　　　　周若愚　广州中医药大学

　　　　霍晨星　广州中医药大学

内容提要

　　本书引进自世界知名的 Springer 出版社，是一部有关髋臼造盖术治疗髋关节发育不良的实用性骨科著作。全书分 8 章，介绍了髋臼造盖术适应证、优缺点及技术革新方面的最新研究进展及临床应用经验，引用了大量临床病例，详细阐释了各项革新技术的原理、手术细节及术后康复等关键内容，可帮助使用该技术的临床医师迅速掌握髋臼造盖术治疗髋关节发育不良的相关知识及技能。本书内容系统、图文并茂，对临床实践有很强的指导作用，适合广大骨外科及相关专业的医师阅读参考。

译者前言

　　髋关节发育不良是骨科临床的疑难病症之一，髋臼周围截骨术和髋臼旋转截骨术是目前治疗该病较为常用的保髋外科手术方式，并且在术后长期随访中也显示了良好的效果，但该术式学习曲线长，术中出血较多，掌握其手术技巧需要一定病例量的经验积累。日本的 Shiro Hirose 教授介绍了一种髋臼造盖术，操作相对简单，骨盆血管损伤的风险也大大降低。他通过大量临床病例分析，详细阐释了该技术的原理、手术细节及术后康复等关键内容，可帮助运用此技术的临床医师迅速掌握髋臼造盖术治疗髋关节发育不良。相信本书的中文翻译版，可为国内广大骨外科医师，尤其是致力于髋关节发育不良保髋手术的骨科专业医师提供参考。

　　承担此次翻译与审校工作的是国家中医药管理局"十二五"重点专科、广东省中医名科、广东省第二中医院骨伤科刘文刚教授及其团队成员，以及广州中医药大学第一附属医院髋关节病治疗中心的周驰博士及其团队成员。感谢大家为本书的辛勤付出！感谢在翻译和审校过程中给予无私帮助的各位专家学者！本书的翻译出版有幸得到广东省中医药强省中医优势病种突破项目及第四批全国中医临床优秀人才研修项目的经费支持，在此一并表示感谢！

　　尽管各位译者竭尽努力，以期完美诠释原著本义，但由于中外术语表述及语言习惯有所不同，中文翻译版中可能仍遗有疏漏及欠妥之处，恳请广大读者及诸位专家同道不吝赐教和批评指正！

广东省第二中医院　　刘文刚

广州中医药大学第一附属医院　　周　驰

纪念Prof. Shiro Hirose

　　Hirose 教授曾参与 Aichi 医科大学髋关节课题组进行的髋臼造盖术与骨水泥髋关节置换术疗效分析，他曾受美国矫形外科学会（AAOS）的邀请开展讲座，证明其在髋臼造盖术研究方面取得了巨大成功。这些成就给我们带来的欣喜是无与伦比的。

　　Hirose 教授十分受人爱戴，因为他会真诚地看着你的眼睛，不带任何歧视或偏见，对大家的发言进行深思熟虑后，提出高明的建议。

　　他喜欢绘画和骑行。他曾把一幅自己涂鸦的水彩画送给我，我一直珍藏着。

　　Hirose 教授在学术界提出过许多中肯的问题，也留下过不少风趣的评论，这些问题和评论直击读者心灵。作为髋关节技术的核心人物，他具有科学理性的头脑，同时散发着耀眼的人性光辉。

　　对于 Hirose 教授的离去，我感到非常遗憾，在此致以深深的哀悼。

Hiromi Otsuka

Gifu Municipal Hospital

Gifu, Japan

目　录

髋臼造盖术与髋臼弧形周围截骨术的比较

Shelf Acetabuloplasty in Comparison with Curved Periacetabular Osteotomy

第 1 章

Shigeo Aota　Michiyuki Hakozaki　著

摘 要

我们对髋关节发育不良（DDH）患者进行了髋臼旋转截骨术（RAO）和髋臼弧形周围截骨术（CPO）。然而，由于 RAO 和 CPO 术中的技术故障，如髋臼覆盖不足或截骨不充分，一些病例手术后出现骨关节炎迅速进展。因此，我们最近将髋臼造盖术用于 DDH。与预测的自然病程相比，没有病例显示出骨关节炎加速进展。

此外，在髋臼造盖术中，骨盆血管损伤的风险也降低了。髋臼造盖术的预期并发症包括放置在不适当位置的移植骨吸收，以及因唇裂引起严重术前疼痛的患者的持续术后疼痛。尽管该初步研究对象仅包括少量随访时间较短的患者，但我们基于经验丰富的外科医生对有限的髋臼造盖术经验提出观点。

关键词

髋关节发育不良；髋关节置换；髋臼造盖术；改良 Spitzy 术式；髋臼旋转截骨术

缩略语

CE angle	center-edge angle	中心边缘角
CPO	curved periacetabular osteotomy	髋臼弧形周围截骨术
DDH	developmental dysplastic hip	髋关节发育不良
JOA	Japanese Orthopaedic Association	日本骨科协会
OA	osteoarthritis	骨关节炎
RAO	rotational acetabular osteotomy	髋臼旋转截骨术

一、概述

骨盆截骨术，如髋臼周围截骨术和旋转髋臼截骨术（RAO），已广泛用于髋部发育不良（DDH）的外科手术治疗，并且术后在长期随访中均呈现了良好的效果[1-3]。最近报道了侵入性较小的方法，如髋臼弧形周围截骨术（CPO）和经皮髋臼周围截骨术[4-6]。但是，这些手术具有手术风险，包括由于髋臼内广泛解剖分离而引起的盆腔内血管损伤[7-9]，由于髋臼覆盖不足而导致的骨关节炎（OA）的早期发展，以及由于截骨不当引起的软骨溶解／骨坏死[10-13]。骨盆内血管损伤可能会危及患者的生命，而早期 OA 进展会加快全髋关节置换术的时机，骨坏死会导致严重的关节炎和髋臼骨缺损。我们在 2007 年之前采用髋臼旋转截骨术治疗成人和青少年髋关节发育不良，2008—2011 年采用髋臼弧形周围截骨术治疗成人和青少年髋关节发育不良。尽管没有严重的血管损伤，但由于技术故障，出现了骨关节炎的加速发展（图 1-1）和切骨的髋臼相关的软骨溶解（图 1-2）。

20 世纪初期，一些先驱者建立了髋臼造盖术[14-17]，并在长期随访期间获得了一些有利的结果[18-21]。已报道的髋臼造盖术的优点如下：它是一种简单且侵入性较小的手术[22]；它不会加速恶化骨关节炎的自然进程[19,22]；与 RAO 和 CPO 相比，它减少了血管损伤的风险[7-9]。因此，自 2012 年以来，我们已将髋臼造盖术应用于 DDH 继发的骨关节炎。尽管我们的髋臼造盖术的经验有限，但我们基于"初探者"在髋臼造盖术中的应用提出观点。

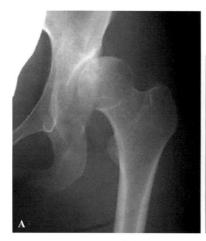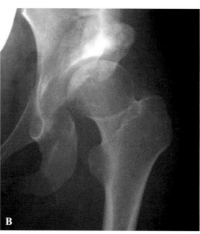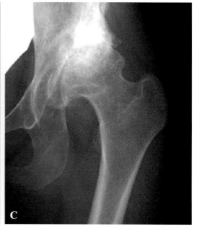

▲ 图 1-1　一名 38 岁女性患者因左髋骨关节炎接受髋臼旋转截骨术的 X 线片

A. 在操作之前，CE 角为 -19°，JOA 分类为初始阶段（第 2 阶段），JOA 评分为 62 分；B. 术后 1 个月，髋臼旋转不足，CE 角为 0°；C. 术后 2 年，观察到 OA 的早期进展，即 JOA 分类终末期（第 4 期），JOA 评分为 60 分

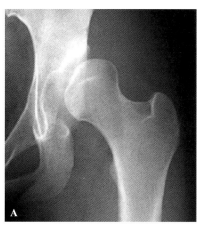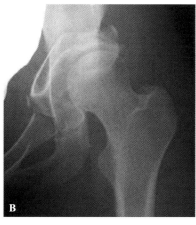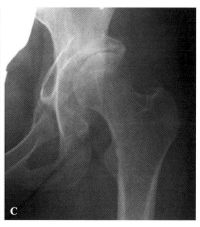

▲ 图 1-2　一名 30 岁女性患者因左髋骨关节炎接受髋臼弧形周围截骨术的 X 线片

A. 操作之前，CE 角为 -18°，JOA 分类为关节炎前期（1 期），JOA 评分为 69 分；B. 术后 1 个月，旋转髋臼厚度不足，CE 角为 30°；C. 术后 2 年，基于观察到软骨溶解，OA 的早期进展，即 JOA 分类为晚期（第 3 阶段），JOA 评分为 89 分

二、患者与方法

（一）病例情况

髋臼造盖术和 CPO 的手术适应证是年龄在 15—55 岁继发 0～1 级 OA（JOA 分级系统）的 DDH。

2012 年 1 月—2014 年 10 月，我们对 12 例患者的 13 个髋部进行了髋臼造盖术，并对其进行了 2 年以上的随访（造盖组）。所有患者均为女性，平均手术年龄为 37.6 岁（16—49 岁），平均随访期为 3.0 年（2～4 年）。没有患者退出我们的术后随访。根据日本骨科协会（JOA）的修改分类，X 线片显示 10 例为关节炎前期（第 1 阶段），3 例为 OA 初期（第 3 阶段）[23]。

我们将这些病例与 2008—2011 年接受 CPO 的 23 例患者的 24 髋进行比较，并作为对照组（CPO 组）随访了 2 年以上。所有患者均为女性，平均手术年龄为 32.5 岁（15—54 岁），平均随访期为 6.7 年（4～9 年）。X 线片显示 15 例为关节炎前期（1 期），9 例为 OA 初期（3 期）。

（二）手术程序和术后治疗

1. 髋臼造盖术

根据改良的 Spitzy 法 [20, 22] 进行髋臼造盖术。通过侧卧位下的 Smith–Peterson 入路，显露出髋关节的上前囊，并从髋臼缘释放股直肌的反射肌腱（图 1-3A 和 B）。将克氏针在荧光检查下置于髋臼边缘作为指导。沿克氏针将骨刀切入髋臼，形成一个 0.5cm×3cm 的缝隙，用于骨移植，并从髂嵴取得大小为 3cm×4cm 的半皮质骨（图 1-3C）。在髋臼上半部制作一个 2cm×3cm 的骨瓣，以固定骨移植物（图 1-3D）。将用于造盖的骨移植物插入到髋臼槽中，以覆盖并接触股骨头关节囊，松质骨屑堆积在骨瓣周围（图 1-3E）。当移植后骨瓣显示不稳定时，用吸收板和螺钉（Super-FIXORB MX40 和 Super-FIXORB，Takiron Co.，Ltd，Osaka，Japan）进行额外的加固（图 1-3F）。

在术后治疗中，术后 1 天允许非负重行走。术后 3 周开始局部承重，术后 3 个月开始负重。

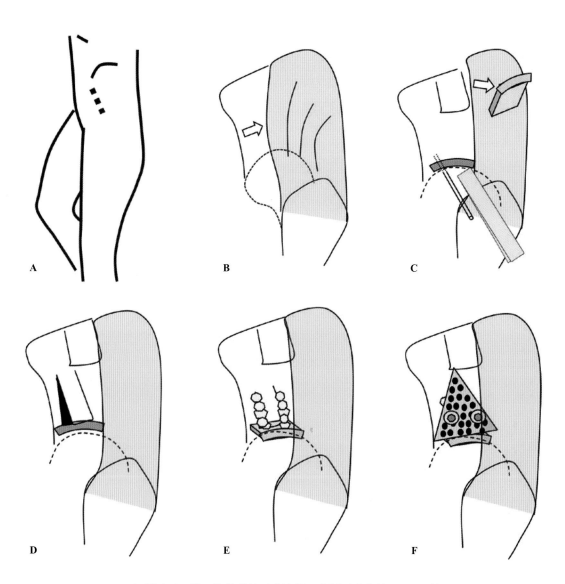

▲ 图 1-3　髋臼造盖术的手术流程示意图（改良的 Spitzy 法）

A. 侧卧位下使用 Smith-Peterson 入路；B. 从髋臼缘释放股直肌的反射肌腱；C. 制作接骨槽，并从髂嵴中获取半皮质骨；D. 在髋臼的上半部制作骨瓣；E. 将用于造盖的骨移植物插入髋臼槽中，并将松质骨屑堆积在骨瓣周围；F. 用吸水板和螺钉进行额外加固（选件）

2. CPO

对于 CPO，手术方法和术后治疗均按照之前的报道[4]。

3. 评估项目

我们使用 JOA 评分量表（JOA 评分）（疼痛 30 分、运动范围 20 分、步态 20 分、日常活动 20 分）确定髋关节评分[24]、手术时间、术中出血和并发症。放射学评估指标包括由 De Mourgues 和 Patte[25] 提出的中心边缘角（CE 角）、关节变窄评分与术前关节间隙的分类[25]，造盖组移植骨吸收大于 50% 的频率，造盖从髋臼外缘到植骨底面的垂直距离[20]。

（三）统计分析

使用 JMP 8.02 版软件（SAS Institute，Cary，NC）进行统计分析。使用 Mann-Whitney U 检验，$P < 0.05$ 时。结果有显著性差异。

三、结果

造盖组和 CPO 组的术前平均 JOA 评分分别为（74±6）分和（76±10）分，术后 2 年的评分分别提高到（90±3）分和（92±5）分，两组之间的差异无统计学意义（图 1-4）。造盖组患者术后中度至重度疼痛的发生率为 8%（1/13 髋），而 CPO 组为 4%（1/24 髋）。造盖组中的一名患者与术前唇撕裂相关的疼痛被遗漏（图 1-5）。

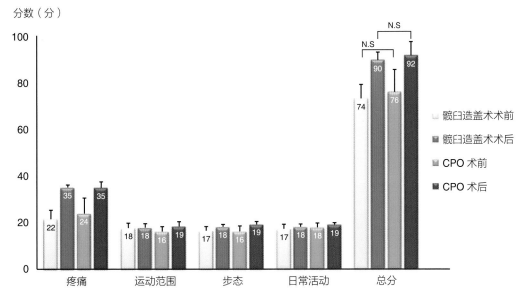

▲ 图 1-4　髋臼造盖术和髋臼弧形周围截骨术（CPO）术前、术后的 JOA 评分比较
N.S. 无统计学意义

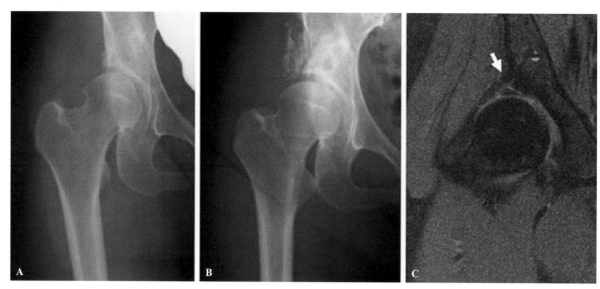

▲ 图 1-5   一名 38 岁女性患者接受右侧髋关节 OA 的髋臼造盖术的 X 线片。她术前遗漏了盂唇撕裂，术后疼痛没有改善

A. 术前，CE 角为 4°，JOA 分类为初始阶段（阶段 2），JOA 评分 62 分；B. 术后 6 个月，CE 角为 25°，JOA 评分 78 分；C. 术前 T_2 加权脂肪抑制成像显示盂唇撕裂的 MRI 回顾性再分析（箭）（译者注：原文表述重复，已修改）

两组的手术时间分别为造盖组为（97±30）min，CPO 组为（99±11）min。造盖组的术中出血为（87±40）g，明显低于 CPO 组的（574±262）g（$P < 0.05$）。

CPO 组手术并发症为股骨外侧皮肤神经损伤（23%，5/24 髋），造盖组未出现。两组均未出现其他主要并发症。

造盖组的术前 CE 角为 5°±5°，而 CPO 组的术前 CE 角为 4°±5°，造盖组术后改善至 33°±9°，CPO 组改善至 38°±5°，没有显著差异（图 1-6）。造盖组的一位肥胖症患者（8%，1/13 髋）观察到 1 级关节变窄，而在 CPO 组中一位薄切髋臼引起的术后软骨溶解的患者出现 4 级关节变窄（4%，1/24 髋）（图 1-2）。

在造盖组中，13 个髋中有 2 个（15%）显示出移植骨吸收大于 50%，但在最后一次随访中没有病例诉复发症状（图 1-7）。造盖的垂直距离为（6.3±1.0）mm。

四、讨论

尽管这项研究的随访期很短，但是髋臼造盖术的结果与 CPO 相比并不差。除了一名遗漏术前唇撕裂且术后疼痛并未改善的患者，造盖组中

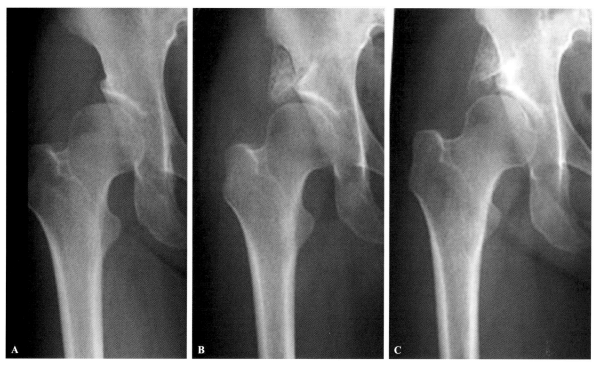

▲ 图 1-6　一名 36 岁女性患者接受右侧髋关节 OA 髋臼造盖术的 X 线片

A. 术前，CE 角位 8°，JOA 分类为关节前病变（阶段 1），JOA 评分为 71 分；B. 术后 1 个月，CE 角为 36°；C. 术后 4 年，JOA 评分为 91 分

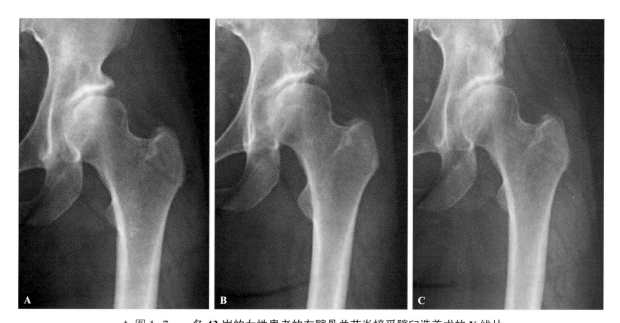

▲ 图 1-7　一名 43 岁的女性患者的左髋骨关节炎接受髋臼造盖术的 X 线片

A. 在操作之前，CE 角为 7°，JOA 分类为关节炎前期（1 期），JOA 评分为 68 分；B. 手术后 1 个月，CE 角为 25°；C. 手术后 2 年，尽管观察到了移植骨的吸收，但 JOA 评分达到了 85 分且没有疼痛

的所有患者均表现出良好的手术效果。尤其在术中出血方面，髋臼造盖术似乎优于 CPO。

据报道，髋臼造盖术的长期效果良好。以转为 THA 为终点的生存分析显示，术后 20 年生存率为 83%～93% [18, 19]，在髋关节骨关节炎早期接受髋臼造盖术的患者中，87% 在术后 25 年仍具有良好的关节功能。还有文献报道了 RAO/CPO 的长期良好结局 [1, 26, 27]；以 THA 转化为结局指标的生存分析显示，术后 20 年生存率为 87% [1]，以 OA 分期为结局指标的术后 15 年生存率为 83% [2]。一般来说，这些程序之间没有显著差异。

髋臼造盖术通过扩大承压面并减小剪切力来稳定股骨头；这些手术是通过关节囊上方的骨移植和纤维软骨化生来实现的 [28]。髋臼造盖术既不改变髋臼方向，也不改变髋关节中心，且与股骨头是否半脱位无关。但是并没有意外恶化的风险；加速 OA 进展和软骨溶解的预期自然过程可能是 RAO/CPO 的医源性并发症 [18, 19]。

此外，严重的 RAO/CPO 相关手术并发症（如血管损伤）也有报道。因为回肠位置有四边形钢板，所有没有进行截骨术，手术也没有在靠近股动静脉的位置进行，血管损伤的风险很低 [7-9]。这有助于减轻外科医生的精神压力。

据报道，DDH 常伴有唇撕裂 [29, 30]。在 RAO/CPO 中，撕裂的上唇与截骨术后的髋臼一起向外侧移动。相反，在髋臼造盖术中，新的髋臼形成正好出现在撕裂的上唇上方；因此，它可能引起术后症状 [22]。虽然我们认为其他症状可能会在术后的自然过程中消失，但我们的患者中有 1 例没有表现出改善。我们猜测她的唇撕裂是术前症状的主要原因；我们必须反思术前没有进行充分的分析（图 1-5）。在髋臼造盖术前，需要进行充分的术前分析，包括对潜在唇撕裂的额外放射学检查，并应讨论唇缝合的必要性 [31]。

在我们的研究中，造盖组有 2 例（15%）显示移植骨吸收。据报道，较长的搁板垂直距离可降低磨碎骨上的机械应力，并导致骨吸收 [20, 32]。在 Nishimatsu 的髋臼造盖术的系列病例中，结果良好组的垂直距离为（0.63 ± 5.4）mm，而结果不良组的垂直距离为（4.8 ± 5.8）mm [20]。在我们的系列中，平均垂直距离为（6.3 ± 1.0）mm，明显优于 Nishimatsu 系列。在显示移植骨吸收的病例中，髋臼相关的疼痛可能会在将来发生。虽然我们有普通髋关节手术的经验，但对于髋臼造盖术，我们的经验是有限的，这种缺乏经验可能导致错误的技术。在 DDH 中，患者之间各有不同，如 DDH 的分级、髋臼顶部倾角、放置骨移植物的髋臼边缘形态及关节囊的厚度（图 1-8）。尤其是髋臼槽的高度受髋臼边缘形态和关节囊厚度的影响很大。因此，缺乏经验的外科医生更倾向于将髋臼槽置于较高的位置，以防关节囊穿孔。在我们处理的移植骨吸收病例中，髋臼边缘似乎妨碍了最佳位置的骨移植，并导致更高位的骨移植（图 1-9A）。另外，应妥善放置移植骨的下表面，以使整个移植骨均匀地受到机械力（图 1-9B）。

由于在 RAO/CPO 中指出了髋臼顶倾斜度和 CE 角的标准，因此在髋臼造盖术中也需要这样的标准。这些标准以及经验丰富的外科医生的监督对于经验不足的外科医生将非常有用。

五、结论

我们比较了髋关节发育不良继发的早期髋关节炎患者的手术结局以及髋臼

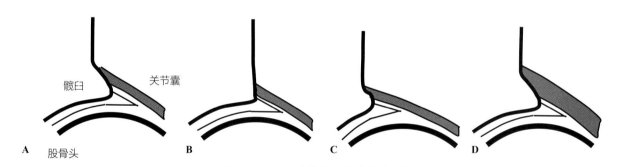

▲ 图 1-8　**DDH 中的髋臼和关节囊变异**
A. 正常；B. obse 角的髋臼边缘；C. 髋臼顶倾斜；D. 关节囊的厚度

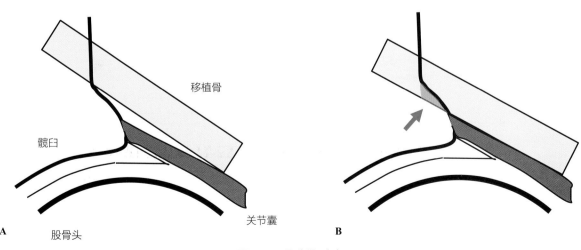

▲ 图 1-9　**骨移植到髋臼**
A. 髋臼边缘妨碍了最佳位置的骨移植，并导致更高位的骨移植；B. 放置移植骨的下表面，使整个移植骨在切除髋臼边缘时均匀受到机械力（箭）

造盖术和 CPO 手术并发症。尽管这项初步研究仅包含少数患者和较短的随访时间，但与 CPO 相比，髋臼造盖术的结果并不逊色。造盖组中的所有患者均表现出良好的手术效果，但不包括一名遗漏术前唇撕裂的患者。特别是术中出血方面，髋臼造盖术似乎优于 CPO。因为经验丰富的髋关节外科医生在髋臼造盖术方面经验有限，因此标准的建立和有经验的外科医生的监督在髋臼造盖术中是有必要的。

参考文献

[1] Kaneuji A, Sugimori T, Ichiseki T, et al. Rotational acetabular osteotomy for osteoarthritis with acetabular dysplasia: conversion rate to total hip arthroplasty within twenty years and osteoarthritis progression after a minimum of twenty years. J Bone Joint Surg Am. 2015;97(9):726–32.

[2] Ito H, Tanino H, Yamanaka Y, et al. Intermediate to long–term results of periacetabular osteotomy in patients younger and older than forty years of age. J Bone Joint Surg Am. 2011;93(14):1347–54.

[3] Yasunaga Y, Ochi M, Shimogaki K, et al. Rotational acetabular osteotomy for hip dysplasia: 61 hips followed for 8–15 years. Acta Orthop Scand. 2004; 75(1):10–5.

[4] Naito M, Shiramizu K, Akiyoshi Y, et al. Curved periacetabular osteotomy for treatment of dysplastic hip. Clin Orthop Relat Res. 2005;(433):129–35.

[5] Sakamoto T, Naito M, Nakamura Y. Outcome of peri–acetabular osteotomy for hip dysplasia in teenagers. Int Orthop. 2015;39(11):2281–6.

[6] Troelsen A, Elmengaard B, Søballe K. A new minimally invasive transsartorial approach for periacetabular osteotomy. J Bone Joint Surg Am. 2008;90(3):493–8.

[7] Brenøe AS, Anderson PE, Overgaard S. Endovascular embolisation of severe bleeding in connection with periacetabular osteotomy (in Danish). Ugeskr Laeger. 2006;168(14):1453–4.

[8] Nishibe N, Tanabe T, Tagawa A, et al. A case report of intra pelvic arterial injury in the rotational acetabular osteotomy. Hip Joint. 2002;28:165–7.

[9] Naito M, Nakamura Y. Curved periacetabular osteotomy for the treatment of dysplastic hips. Clin Orthop Surg. 2014;6:127–37.

[10] Ninomiya S. Rotational acetabular osteotomy for the severely dysplastic hip in

the adolescent and adult. Clin Orthop. 1989;247:127–37.

[11] Morishima Y, Yamada H, Morita M, et al. Hip–shelf procedure in the treatment of osteonecrosis of the transpositioned acetabulum after rotational acetabular osteotomy. J Orthop Sci. 2001;6(5):435–8.

[12] Matsui M, Masuhara K, Nakata K, Nishii T, Sugano N, Ochi T. Early deterioration after modified rotational acetabular osteotomy for the dysplastic hip. J Bone Joint Surg Br. 1997;79:220–4.

[13] Ninomiya S, Tagawa H. Rotational acetabular osteotomy for the dysplastic hip. J Bone Joint Surg Am. 1984;66(3):430–6.

[14] Konig F. Osteoplastische Behandlung der kongenital Hiiftgelenkluxation. Verh Deutsch Ges Chir. 1891;20:75–80.

[15] Albee FH. Bone graft surgery. Philadelphia: W. B. Saunders Co; 1915.

[16] Spitzy H. Kiinstliche pfannendachbildung. Z Orthop Chir. 1924;43:284–94.

[17] Lance P. Herstellung eines osteoplastischen Pfannendaches bei angeborenen Verrenkung und Subluxationen der Hufte. Presse Med 1925:945.

[18] Holm AG, Reikerås O, Terjesen T. Long–term results of a modified Spitzy shelf operation for residual hip dysplasia and subluxation. A fifty–year follow–up study of fifty–six children and young adults. Int Orthop. 2017;41(2):415–21.

[19] Hirose S, Otsuka H, Morishima T, et al. Long–term outcomes of shelf acetabuloplasty for developmental dysplasia of the hip in adults: a minimum 20–year follow–up study. J Orthop Sci. 2011;16:698–703.

[20] Nishimatsu H, Iida H, Kawanabe K, Tamura J, Nakamura T. The modified Spitzy shelf operation for patients with dysplasia of the hip. A 24–year follow–up study. J Bone Joint Surg Br. 2002;84(5):647–52.

[21] Love BR, Stevens PM, Williams PF. A long–term review of shelf arthroplasty. J Bone Joint Surg (Br). 1980;62–B:321–5.

[22] Hamanishi C, Tanaka S, Yamamuro T. The Spitzy shelf operation for the dysplastic hip. Retrospective 10 (5–25) year study of 124 cases. Acta Orthop Scand. 1992;63(3):273–7.

[23] Takatori Y, Ito K, Sofue M, Hirota Y, et al. Analysis of interobserver reliability for radiographic staging of coxarthrosis and indexes of acetabular dysplasia: a preliminary study. J Orthop Sci. 2010;15(1):14–9.

[24] Takeda H, Kamogawa J, Sakayama K, et al. Evaluation of clinical prognosis and activities of daily living using functional independence measure in patients with hip fractures. J Orthop Sci. 2006;11: 584–91.

[25] De Mourgues G, Patte D. Résultats après au moins 10 ans, des ostéotomies d'orientation du col du fémur dans les coxarthroses secondaires peu évoluées chez'adulte: symposium. Rev Chir Orthop. 1978;64:525–605. (in French)

[26] Nozawa M, Shitoto K, Matsuda K, et al. Rotational acetabular osteotomy for acetabular dysplasia. A follow–up for more than ten years. J Bone Joint Surg Br. 2002;84(1):59–65.

[27] Nakamura S, Ninomiya S, Takatori Y, et al. Long–term outcome of rotational acetabular osteotomy: 145 hips followed for 10–23 years. Acta Orthop Scand. 1998;69(3):259–65.

[28] Fawzy E, Mandellos G, De Steiger R, et al. Is there a place for shelf acetabuloplasty in the management of adult acetabular dysplasia? A survivorship study. J Bone Joint Surg–Br. 2005;87–B:1197–202.

[29] Guevara CJ, Pietrobon R, Carothers JT, et al. Comprehensive morphologic evaluation of the hip in patients with symptomatic labral tear. Clin Orthop Relat Res. 2006;453:277–85.

[30] Peelle MW, Della Rocca GJ, Maloney WJ, et al. Acetabular and femoral radiographic abnormalities associated with labral tears. Clin Orthop Relat Res. 2005;441:327–33.

[31] Uchida S, Wada T, Sakoda S, et al. Endoscopic shelf acetabuloplasty combined with labral repair, cam osteochondroplasty, and capsular plication for treating developmental hip dysplasia. Arthrosc Tech. 2014;3(1):e185–91.

[32] Summers BN, Turner A, Wynn–Jones CH. The shelf operation in the management of late presentation of congenital hip dysplasia. J Bone Joint Surg (Br). 1988;70–B:63–8.

第 2 章

反向造盖截骨术
Short–Term Results of Reverse Shelf Osteotomy

Shin Yamada　Hiroaki Kijima　Yoichi Shimada　著

摘 要

　　在髋臼造盖术中，整个移植骨必须附着在关节囊上以承受压力负荷。当选择髂骨作为移植骨时，皮质骨侧已黏附到关节囊上。但是，如果皮质骨和股骨头的形状不一致，则移植骨与关节囊之间的接触可能变得不充分。为了提高移植骨与股骨头之间的适应性，在将骨移植物的松质骨侧面的形状调整到股骨头之后，反向造盖截骨术允许松质骨侧面和关节囊之间的黏附。几乎所有情况下的移植骨均表现出良好的重塑，临床效果也非常好。由于这种新方法具有微创作用，并且疗效显著，因此该手术应被视为髋臼发育不良的潜在治疗方法。

关键词

髋臼发育不良；髋臼造盖术；造盖截骨术；反向方法；短期结果

一、概述

　　髋臼发育不良的髋臼造盖术是划时代的解决方案，可使用位于囊外的骨移植物，通过关节囊和盂唇以改善股骨头的覆盖范围[1-4]。但是，用透明软骨覆盖股骨头的技术，例如近年来的旋转髋臼截骨术（RAO）和髋臼周围截骨术（PAO），被广泛应用。未选择髋臼造盖术的原因之一是移植骨的吸收而导致的临床结果不足。移植骨会被吸收为多余的骨头的原因是如果移植骨未被固定在适当的位置，就会导致组织缺乏血液供应。为了防止移植骨被吸收，整个移植骨必须附着在关节囊上以承受压力负荷。当髂骨被选择作为移植骨时，皮质骨侧已黏附到关节囊上。但是，如果皮质骨和股骨头的形状不一致，则移植骨与关节囊之间的接触可能变得不充分。为避免这种情况，在形成移植骨的松质骨侧适应股骨头后，反向造盖截骨术可使松质骨侧黏附至关节囊。该技术自2012年以来在我们机构中执行（图2-1）。本章将介绍反向造盖截骨术的近期结果。

二、材料与方法

（一）材料

这项研究调查了自2012年以来我们机构接受反向造盖截骨术的所有15例患者（男性3例，女性12例）的16个髋关节（右侧12例，左侧4例）（表2-1）。手术时受试者的平均年龄为37岁（20—47岁）。平均体重指数（BMI）为21.8kg/m²（16.6～27.3kg/m²），平均术前中心边缘（CE）角为4.5°（–12°～16°）（表2-1）。反向造盖截骨术仅适用于髋臼不典型增生的髋关节前骨关节炎和早期骨关节炎。术前关节间隙狭窄仅在3个髋关节中可见。平均随访时间为35个月（10～46个月）。

（二）手术过程

我们使用Smith-Petersen方法打开伤口，并用髂骨壳中的髂嵴骨将外展肌剥落。然后，我们从髂骨上取下所有骨层（25mm×30mm），并使用薄刃凿子在一侧除去皮质骨。接下来，我们对移植骨的松质侧进行建模，以创建半径等于从术前MRI测得的从股骨头中心到关节囊表面的距离的弧。

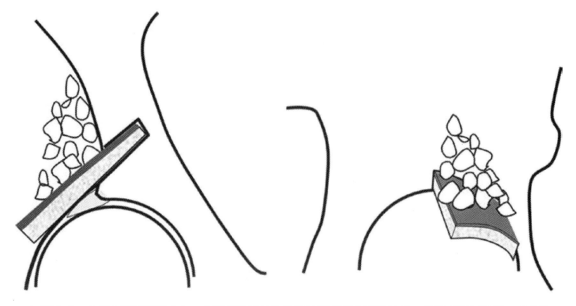

▲ 图2-1　在反向造盖截骨术中，在形成移植骨的松质骨侧以适应股骨头后，将松质骨侧黏附至关节囊

表 2-1 反向造盖截骨术的所有病例

病 例	性 别	年龄（岁）	BMI（kg/m²）	术前 CE 角（°）	术后 CE 角（°）	术前 JOA 评分	术后 JOA 评分
1	女	47	19	10	38	58	100
2	女	30	20.4	6	30	71	100
3	女	47	23.8	9	50	60	88
4	男	33	16.6	N.A.	N.A.	51	82
5	女	46	21.6	0	40	39	66
6	男	34	22.7	0	37	78	90
7	女	37	22.6	0	35	49	93
8	女	21	18.8	−12	40	72	92
9	女	35	27.3	7	45	52	94
10	女	46	26.9	11	30	67	83
11	女	35	27.3	16	21	63	52
12	女	46	18.3	11	40	77	66
13	男	45	22.7	N.A.	N.A.	62	89
14	女	44	19.9	10	30	75	88
15	女	20	19.4	−10	20	64	95
16	女	21	21.4	−5	20	65	95

N.A. 无数据

我们使用克氏针和偏置凿子在关节囊上表面形成弧形的骨槽，然后将移植的骨插入骨槽中。如有必要，将去除的皮质骨插入间隙中，并稳定移植的骨。我们使用 Kirschner 线（直径 3mm）创建一些孔，并用凿子使髂壳变粗糙。接下来，我们将从骨盆收集的松质骨移植到移植骨上。我们用固体 β-TCP 填充髂骨上的骨质流失部位。最后，我们用髂嵴骨重新定位外展肌，并用不被吸收的线将这些结构固定在适当的位置（图 2-2 至图 2-4）。

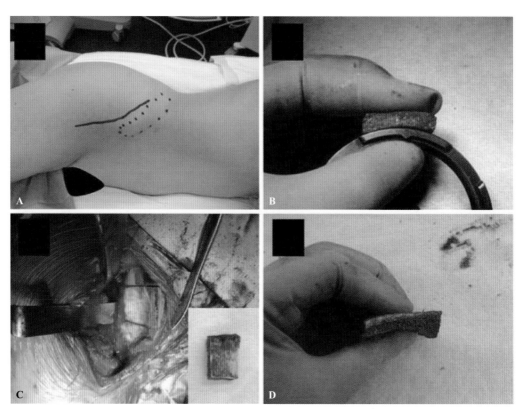

▲ 图 2-2　**A.** Smith-Petersen 方法用于反向造盖截骨术；**B.** 从髂骨收集全层骨；**C** 和 **D.** 移植骨的松质骨侧成形为与关节的弧形一致

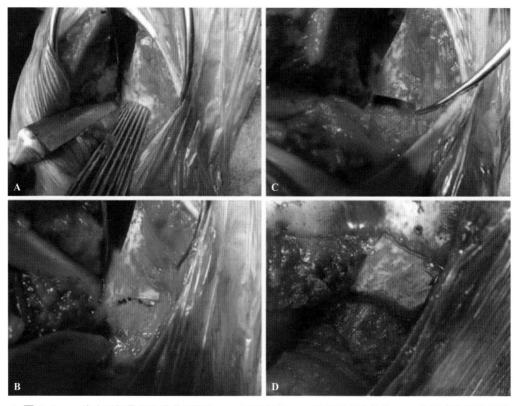

▲ 图 2-3　**A.** 将克氏针导线沿关节囊插入；**B.** 弓形骨孔；**C.** 用凿子产生骨沟；**D.** 将形成的移植骨插入骨槽中

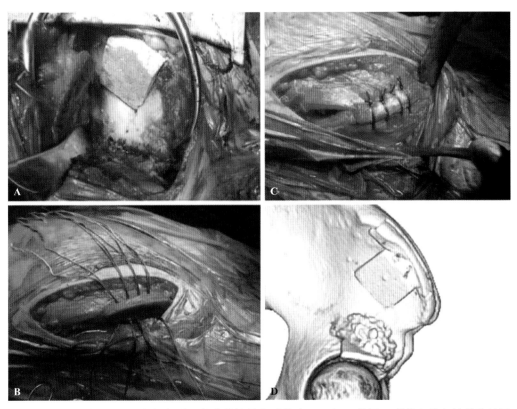

▲ 图 2-4　**A.** 将 β-TCP 块补充到已去除移植骨的髂骨上；**B** 和 **C.** 外展肌附着在其上的骨碎片用不能吸收的线固定；**D.** 术后三维计算机断层扫描

（三）评价

CE 角和关节间隙宽度在术前和术后被分别估计，然后使用日本骨科协会髋关节疾病评估问卷（JHEQ）、日本骨科协会髋关节评分（JOA 评分）和视觉模拟量表（VAS）评估满意度。

三、结果

术前和术后平均 CE 角分别为 4.5° 和 34.0°。在最后一次随访时，只有 1 例髋关节的关节间隙宽度小于术前。术前和术后的 JHEQ 平均评分分别为 35/84 分和 66/84 分。术前和术后平均 JOA 评分分别为 63/100 分和 85/100 分。最终随访时，患者的满意平均 VAS 评分从术前的 17/100 分显著提高到 78/100 分。1 例髋关节发生了植骨骨折，但是保守治疗可以实现移植骨的愈合。术后 2 年，对 1 例髋关节进行关节镜下唇修复，腹股沟疼痛加剧。2 例髋关节均显示出移植骨的显著吸收，但在两种情况下术前 CE 角均大于 10°。在剩余的 14

例髋关节中，移植骨的重塑效果非常好，并且移植骨的松质骨侧非常适合股骨头。

（一）病例 1

这是我们第一次进行反向造盖截骨术。该患者是一名 47 岁的女性，患有右髋臼发育不良（术前 CE 角为 10°），术前 JOA 评分为 58/100 分。术后 4 年，JOA 和 JHEQ 评分分别为 100/100 分和 84/84 分。移植骨的矢状位 CT 显示松质骨重塑以适合关节表面（图 2-5 至图 2-7）。

（二）病例 8

该病例就是移植骨破裂的情况。该患者是一名 21 岁的女性，患有右髋臼发育不良（术前 CE 角为 -10°），术前 JOA 和 JHEQ 评分分别为 53/100 分和 64/84 分。术后 2.5 周，在移植骨中发现裂缝。但是，裂纹通过防止负重而愈合。截至最终随访，JOA 和 JHEQ 评分分别为 92/100 分和 69/84 分（图 2-8 至图 2-10）。

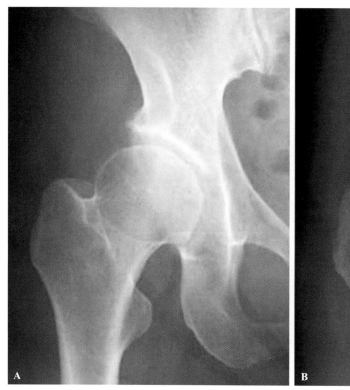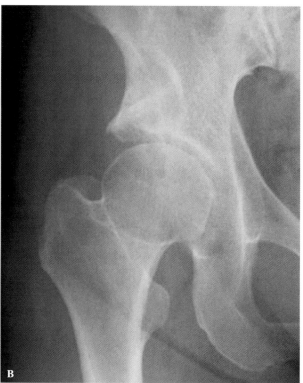

▲ 图 2-5 术前（A）和术后 4 年（B）的 X 线图像

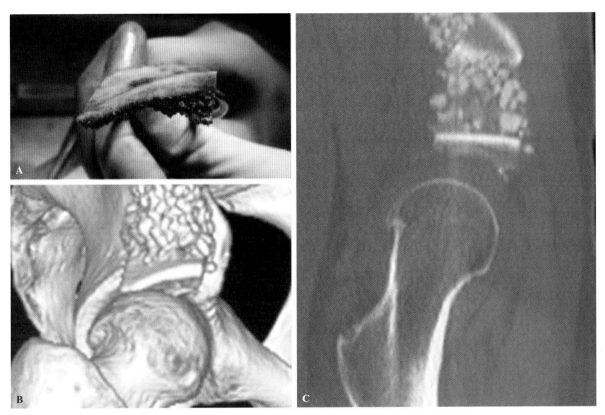

▲ 图 2-6　来自移植骨的松质骨与关节囊紧密接触

A. 形成的移植骨碎片；B. 术后三维计算机断层扫描；C. 术后重建计算机断层扫描

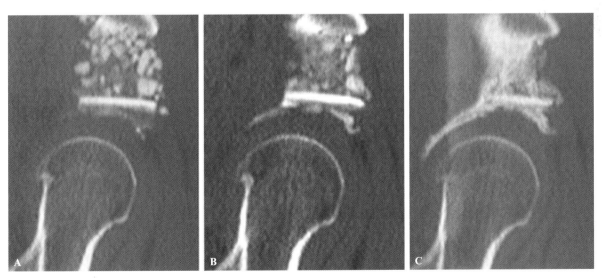

▲ 图 2-7　移植骨的重塑过程

术后 3 周（A）、3 个月（B）和 1 年（C）重建计算机断层扫描

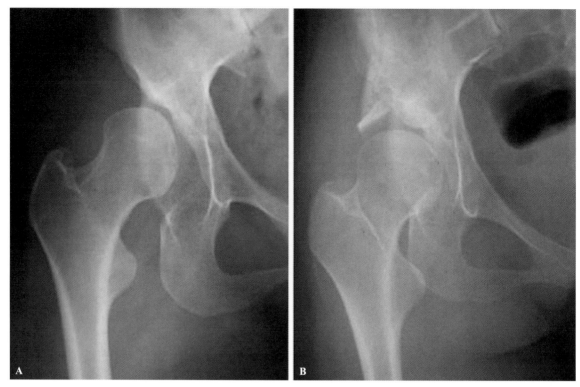

▲ 图 2-8　移植骨破裂后的术前（A）和术后（B）X 线图像

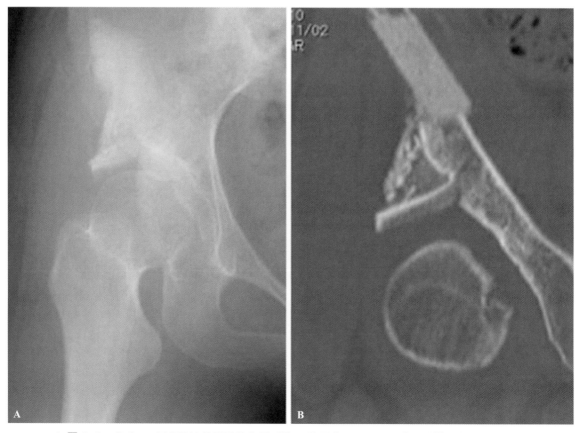

▲ 图 2-9　术后 2.5 周当移植的骨碎片断裂时的 X 线图像（A）和重建的计算机断层扫描（B）

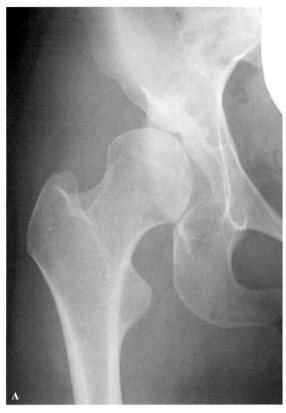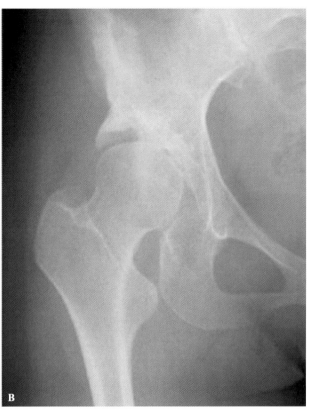

▲ 图 2-10　通过非负重保守治疗达到了骨融合后术前（A）和术后 1 年（B）的 X 线图像

（三）病例 10

该患者是一名 47 岁的女性，患有右髋臼发育不良（术前 CE 角为 11°），术前 JOA 和 JHEQ 评分分别为 67/100 和 26/84 分。在这种情况下，移植的骨在术后 1 年显示出明显的吸收。但是，手术后 3 年的临床结果非常好，JOA 和 JHEQ 评分分别为 83/100 分和 70/84 分（图 2-11）。

（四）病例 15

该患者是一名 20 岁的女性，表现出双侧髋臼发育不良（术前左右 CE 角分别为 −5° 和 −10°），术前左右 JOA 评分分别为 65/100 分和 64/100 分。术前左右 JHEQ 评分分别为 45/84 分和 54/84 分，她自诉行走过程中髋关节严重不稳定。她在 20 岁时接受了左侧手术，在 21 岁时接受了右侧手术。术后 1 年未发现右髋关节不稳，对 VAS 的满意度从 37 分提高到 87 分。术后 2 年，左侧髋关节 JOA 评分均为 95/100 分，左右两侧的 JHEQ 评分分别为 76/84 分和 74/84 分（图 2-12 和图 2-13）。

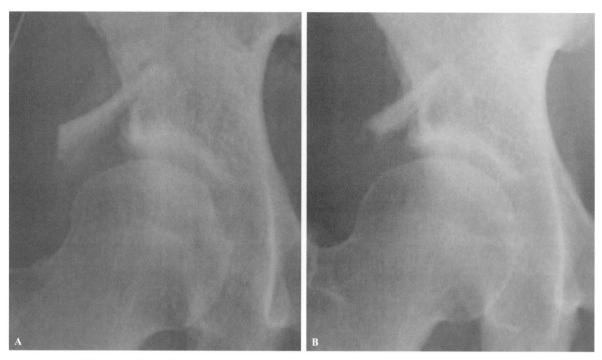

▲ 图 2-11 术后即刻（A）和术后 1 年（B）的 X 线图像显示移植骨在术后 1 年被明显吸收

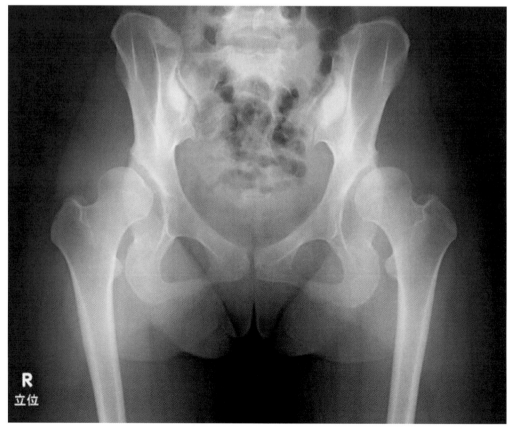

▲ 图 2-12 行走过程中双侧髋关节严重不稳定患者的术前 X 线图像

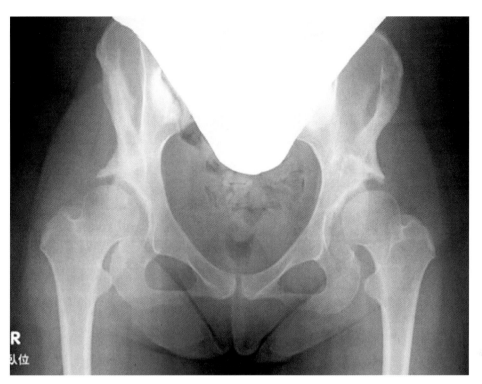

▲ 图 2-13　双侧严重髋臼发育不良病例的术后 X 线图像。术后 1 年患者未出现任何髋关节不稳定的情况

四、讨论

　　近年来，越来越多的医生使用极微创技术进行全髋关节置换术，还希望通过微创技术来实现髋关节保护手术。与其他髋关节保留手术相比，截骨术的侵袭性更低，该方法具有不改变骨盆形状的优点。该操作的长期效果也非常好。因此，在反向造盖截骨术的帮助下，造盖截骨术将来会是一种有用的治疗方法。

　　造盖截骨术的一个主要缺点是它是否有显著临床症状取决于操作者的能力。西松等的报告指出，与关节囊水平相比，当移植骨的位置太高时它会被吸收[4]。将移植骨安装在允许黏附到关节囊的高度是理想的选择。只有在矢状面上形成弧形，整个移植骨才可与关节囊粘连。当移植的皮质骨的形状和股骨头的形状不一致时，移植骨与关节囊之间的接触会不充分，一部分移植骨会不可避免地被吸收。

　　通过在关节侧使用松质骨侧，我们设计的反向造盖截骨术可以在任何情况下将移植骨调整为股骨头的形状。使用反向造盖截骨术，矢状面的相容性大大提高。这样可以改善股骨头前外侧的覆盖范围，并有助于提升关节的稳定性。

反向造盖截骨术的另一个优点是可以很容易地在关节囊和移植骨之间取消骨移植。移植的骨和关节囊会紧密地固定在一起。但是，关节囊和移植骨之间会不可避免地出现一定程度的间隙，并且在该部位可能需要进行松质骨移植。在常规的造盖截骨术中，松质骨会被移植在移植骨的光滑皮质骨和关节囊之间，因此被移植的松质骨是不稳定的。在反向造盖截骨术中，增加的松质骨与松质移植骨接合，从而改善其稳定性以便进行更好的负荷传递。

另外，反向造盖截骨术在髋关节镜造盖截骨术或最小的切开手术中有极大优势，因为移植骨的形状调节是很容易实现的。我们介绍的病例中 2 例显示了移植骨的再吸收情况，即骨骼和术前 CE 角均＞ 10°。由于髋臼发育不良程度相对较轻，因此没有适当的承重负荷传递至整个骨移植物，并且导致移植骨被部分吸收。对于轻度髋臼发育不良的病例，可能需要进一步的发明或其他操作。

五、结论

为了提高架子骨切开术中移植骨与股骨头之间的适应性，在骨移植物的松质骨侧的形状适应股骨头之后，反向造盖截骨术将松质骨侧与关节囊黏附。几乎所有情况下的移植骨均表现出良好的重塑，临床效果也非常好。由于这种新方法是微创操作，并且疗效显著，因此，应考虑将该手术作为髋臼发育不良的一种潜在治疗方法。

参考文献

[1] Love BRT, Stevens PM, Williams PF. A long-term review of shelf arthroplasty. J Bone Joint Surg [Br]. 1980;62-B:321-5.

[2] Rajakulendran K, Strambi F, Buly J, Field RE. A shelf procedure at a follow-up of 75 years. J Bone Joint Surg [Br]. 2011;93-B:108-10.

[3] Hirose S, Otsuka H, Morishima T, Sato K. Long-term outcomes of shelf acetabuloplasty for developmental dysplasia of the hip in adults: a minimum 20-year follow-up study. J Orthop Sci. 2011;16:698-703.

[4] Nishimatsu H, Iida H, Kawanabe K, Tamura J, Nakamura T. The modified Spitzy shelf operation for patients with dysplasia of the hip. A 24-year follow-up study. J Bone Joint Surg [Br]. 2002;84-B:647-52.

微创髋臼造盖术治疗髋关节发育不良患者

Less Invasive Shelf Acetabuloplasty for Patients with Dysplasia of the Hip

第 3 章

Yusuke Okanoue　著

摘 要

　　髋臼造盖术是一种比关节周围髋臼截骨术更简单的，治疗髋关节发育不良（developmental dysplasia of the hip，DDH）的技术。但髋臼造盖术最常用的入路需要通过一个长的皮肤切口显露髂外表面的一大块区域，这具有一定的侵袭性。在改进的 Spitzy 法的基础上，我们开发了一种应用生物可吸收材料的微创髋臼造盖术。这种手术的优点是皮肤切口小而单一和能从髂外表面最小限度地切除臀中肌。根据我们的结果，我们认为这一技术是治疗 DDH 的有效方法。

关键词

髋关节发育不良；微创手术；髋臼造盖术

一、概述

　　继发于 DDH 的髋关节残留畸形是继发性髋关节骨性关节炎最常见的病因之一 [1, 2]。为了预防继发性骨关节炎的早期发病或治疗年轻人的早期骨关节炎，各种各样的外科手术被提出 [3-6]。治疗 DDH 主要的髋臼造盖术最初由 Konig 于 1891 年描述 [7]，与关节周围髋臼截骨术相比，这是一种更安全、更简单的技术。此外，一些关于髋臼造盖术长期疗效的研究报道，使用此技术治疗 DDH 患者可获得极高存活率 [8-11]。然而，最常用的髋臼造盖术是 Smith-Peterson 的方法，其通过一个长的皮肤切口显露出一大块髂嵴，具有一定的侵入性。因此，为了降低传统技术的侵袭性，我们在改进的 Spitzy 法的基础上，发展了一种应用生物可吸收材料的微创髋臼造盖术[12]。在本章中，我们将详细介绍这项新颖的技术及与此技术相关的短期结果。

二、外科技术

（一）患者体位

患者侧卧在标准手术台上，骨盆垂直锁定在手术台上。然后将 90° 旋转的 C 臂与检测器一起放置在骨盆后部，以观察闭孔、整个关节和大转子(图 3-1)。

（二）手术切口

采用 6～8cm 的斜向皮肤切口，从髂前上棘向远侧延伸，并在大转子上方终止。注意切口的位置的选择以防止损伤股外侧皮神经（ 图 3-2 ）。

（三）肌间径路

所有操作均使用改良的 Watson-Jones 方法执行[13]。臀中肌与阔筋膜张肌

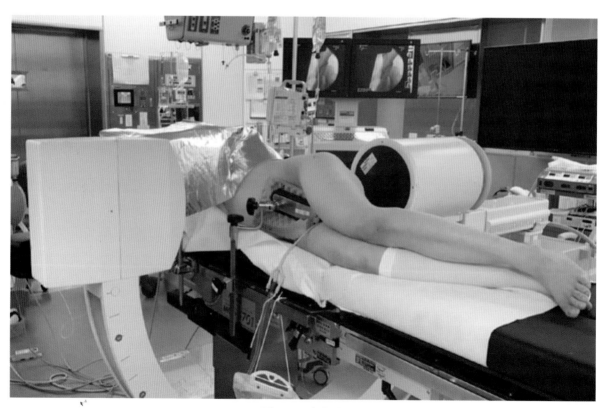

▲ 图 3-1　患者体位

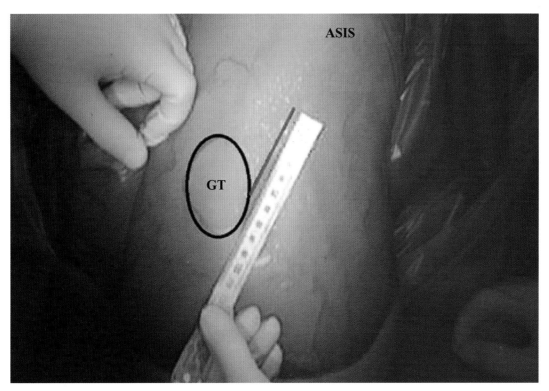

▲ 图 3-2　皮肤切口
ASIS. 髂前上棘；GT. 大转子

之间的间隔是在不使肌肉分裂或脱离的情况下形成的。充分显露髋关节上囊后，髂外表面的一小部分从骨膜下显露到关节囊（图 3-3）。确定股直肌的反折头，将其分开以显露下面的关节囊。放置两个弯曲的 Hohmann 牵开器，以使髋臼边缘完全显露。一个 Hohmann 牵开器放置在臀小肌下的坐骨大切迹处，另一个牵开器用于牵拉阔筋膜张肌，并指向髂前下棘。

（四）插槽制作

在股直肌反折头的起点处，沿关节囊将一个微型钻头（2mm 或 3mm）和一个骨刀引入髋臼边缘。关节囊通常是增厚的，在这种情况下，部分切除会使关节囊变薄。图像增强影像技术用于精确定位支架上约 30mm 宽和 5mm 厚的插槽（图 3-4）。

（五）移植骨的获取

利用已建立的皮肤切口从髂翼外板取骨。将患者的髋关节屈曲并通过移动皮肤切口进行定位（图 3-5A）。移植骨（约 40mm × 30mm × 5mm）呈矩形，一侧为皮质骨，另一侧为松质骨（图 3-5B）。

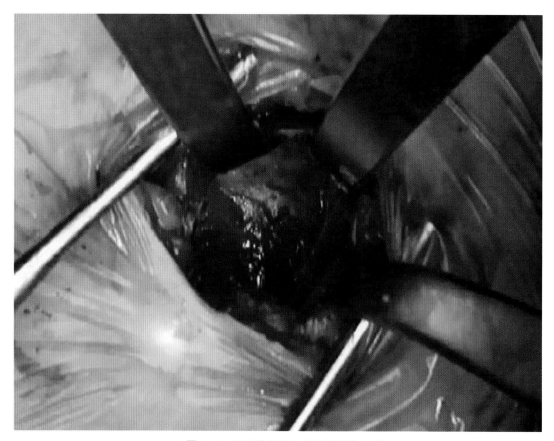

▲ 图 3-3　显露髋关节上囊及髂骨外表面

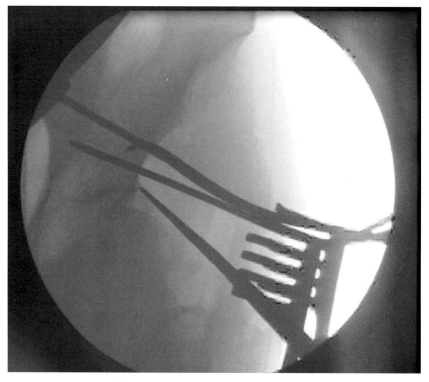

▲ 图 3-4　利用图像增强影像技术制作插槽

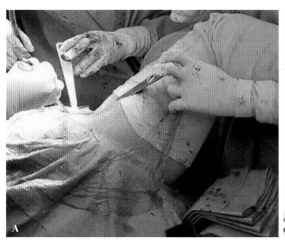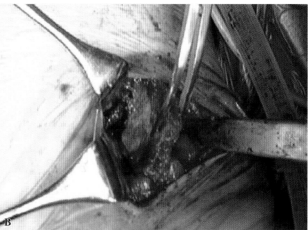

▲ 图 3-5　利用已建立的皮肤切口切取植骨块

（六）放置新支架

移植骨被埋入槽中和囊膜中，皮质侧朝下，以增大髋臼顶（图 3-6）。此外，植入生物可吸收螺钉（SuperFIXSORB®，Takiron，Japan）和网板（SuperFIXSORB-MX®，Takiron，Japan）以覆盖和稳定新的支架。所使用的网板是未烧结羟基磷灰石 / 聚 L- 丙交酯的锻造复合材料。这种材料具有很高的机械强度、生物可吸收性、骨传导性和骨结合能力[14, 15]。此外，该材料在升温后可以弯曲，易于修整，可操作性优越。最后，在髂外表面剥离后，将松质骨碎片填充到髂外表面的三角形空间、新的支架和生物可吸收板中（图 3-7 和图 3-8）。

（七）术后指南

建议患者在开始被动运动之前卧床休息 3 天。术后 3 周允许部分负重和拄拐杖行走，术后 8 周允许全身负重。

三、患者与方法

2009 年 7 月—2016 年 7 月，我们采用这种技术对 22 例（27 髋）DDH 继发的残余髋关节畸形的患者进行了造盖术。

根据 Tönnis 分类（0~3 级）[16] 对骨关节炎的发病或进展程度进行分级。术前及术后最新随访均在仰卧位前后骨盆 X 线片上测量锐角、中心边缘角及髋臼指数。所有测量均由一名观察员（YO）使用 CIS 图像（IBM Corporation，

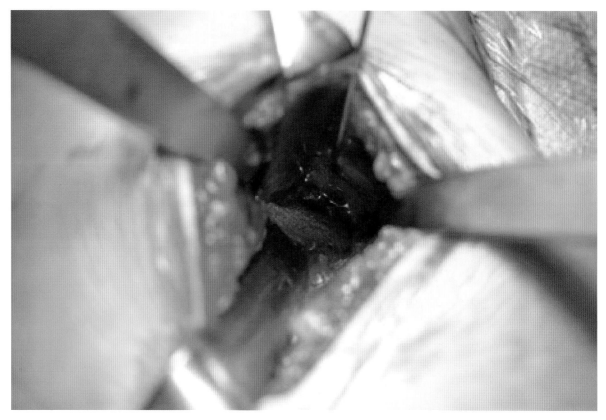

▲ 图 3-6　放置新支架

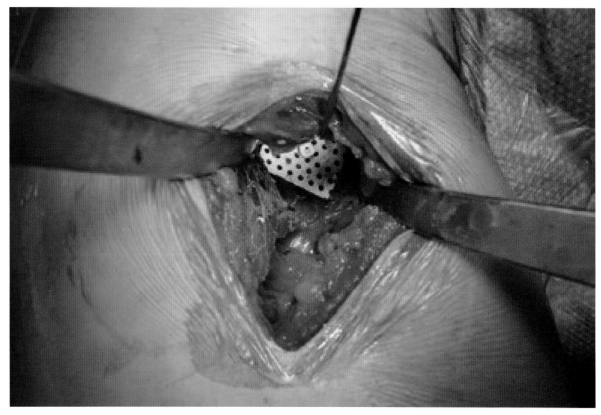

▲ 图 3-7　置入生物可吸收板覆盖新支架

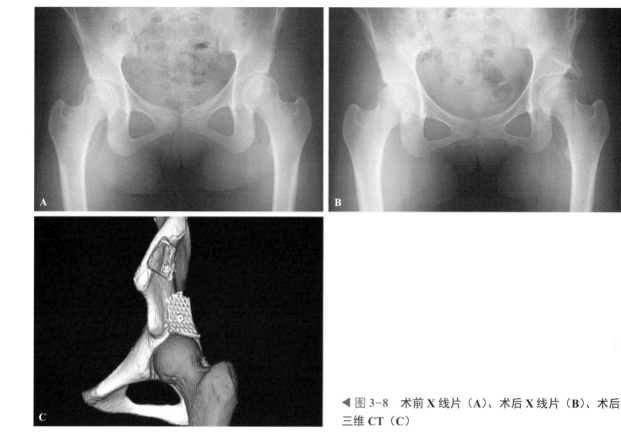

◀ 图 3-8　术前 X 线片（A）、术后 X 线片（B）、术后三维 CT（C）

Tokyo，Japan）进行。采用 Harris 髋关节评分评价临床疗效，评价全身和局部并发症。所有研究患者在手术前均签署知情同意书，所有手术均由第一作者（YO）完成或在其监督下完成。

四、结果

所有患者均为女性，手术时平均年龄为 29.8 岁（15—45 岁）。平均随访时间为 28 个月（12～96 个月）。平均皮肤切口长度为 6.7±0cm，最近一次随访时为 7cm（6.0～8.0cm）。在最近一次随访中，术前平均中心边缘角度从术前的 8.9°（−13°～24°）提高到 40.8°（33°～45°）。同样，平均锐角从术前的 50.3°（45°～60°）提高到最近一次随访的 35.8°（27°～40°），平均髋臼指数从 62.8%（39%～75%）术前随访至 100.2%（98%～112%）。根据 Tonnis 分级，术前关节炎分级 19 髋为 0 级，8 髋为 1 级。在随访期间，未观察到骨关节炎的进展，也没有任何髋关节需要进行全髋关节置换手术。

Harris 的平均评分从术前的 74.2 分（58～91 分）提高到最近一次随访时

的 93.6 分（83~100 分）。所有的伤口并发症都不需要清创，其中一个髋关节有股外侧皮神经感觉异常，但在术后 12 个月内恢复。

五、讨论

这项新技术最大的优点是使用了小而单一的皮肤切口。与目前广泛采用的 Smith-Petersen 入路或 Salter 皮肤斜切口相比，该技术切口尺寸明显缩小。在此过程中，可通过一种简单的方法，即仅需将患者置于髋部屈曲位置就可以在不额外进行皮肤切口的情况下获得移植骨。这项技术通常用于年轻女性，从美学角度来看，患者满意度很高。此外，通过减少髂外表面臀中肌的切除范围，患者可以在术后获得良好的外展肌力量和功能。因此，我们认为与其他髋臼截骨术相比，微创的支架手术是非常有利的。此技术中应用到图像增强技术，即使手术操作空间很小，也可以安全、精确地定位和放置支架。在本研究的所有髋关节中，骨移植是整合的，没有骨关节炎的进展，这表明该手术可以被认为是治疗 DDH 的一种替代性、有效的手术。

对于使用 Spitzy 方法的支架手术，有几种可以覆盖松质骨碎片和稳定新支架的方法已被报道。通常，在靠近缝隙处形成一个垂直的皮瓣，以覆盖新的支架，并且使用这种方法已被报道效果良好 [17, 18]；然而，在这种方法中，有必要广泛显露髂外表面。在我们的新技术中，我们设计了应用吸收螺杆或吸收网板一种方法来覆盖和稳定新的支架。即使操作空间较小，也可以使用此方法，并且可以最大限度地减少外表面的显露部位。此外，该网板的强度与皮质骨相当，因此该材料可成功用于稳定新的支架。

但是，此技术的应用过程中存在一定的限制。首先，与自体骨瓣相比，人工骨材料的骨置换和重塑时间可能更长。其次，改良的 Watson-Jones 入路可能会损伤臀上神经，先前的一项研究报道在接受该手术的患者中，磁共振成像显示患者阔筋膜张肌萎缩或肥大的发生 [19]。然而，在这项研究中，没有一个患者显示出阳性 Trendelenburg 试验结果。

六、结论

综上所述，我们在改进的 Spitzy 方法的基础上，开发了一种应用生物可吸收材料进行造盖操作的小切口技术。手术的优点是小而单一的皮肤切口，可以从髂外表面最小限度地切除臀中肌。根据我们的研究结果，我们认为这个方法可作为治疗 DDH 的有效方法。

参考文献

[1] Aronson J. Osteoarthritis of the young adult hip: etiology and treatment. Instr Course Lect. 1986;35:119–28.

[2] Harris WH. Etiology of osteoarthritis of the hip. Clin Orthop Relat Res. 1986;213:20–33.

[3] Chiari K. Medial displacement osteotomy of the pelvis. Clin Orthop Relat Res. 1974;98:55–71.

[4] Ninomiya S, Tagawa H. Rotational acetabular osteotomy for the dysplastic hip. J Bone Joint Surg Am. 1984;66:430–6.

[5] Ganz R, Klaue K, Vinh TS, Mast JW. A new periace-tabular osteotomy for the treatment of hip dysplasias. Technique and preliminary results. Clin Orthop Relat Res. 1988;232:26–36.

[6] Naito M, Shiramizu K, Akiyoshi Y, Ezoe M, Nakamura Y. Curved periacetabular osteotomy for treatment of dysplastic hip. Clin Orthop Relat Res. 2005;433:129–35.

[7] Konig F. Osteoplastische Behandelung der congenital Huftgelenkluxation. In: Verh Deutsch Ges Chir, vol. 20; 1891. p. 75–80.

[8] Rosset P, Heudel B, Laulan J, Garaud P, Favard L. Longterm evolution following shelf procedure for hip dysplasia in adults. Shelf survival analysis in 68 cases and retrospective review of 44 with at least 26 years follow–up. Acta Orthop Belg. 1999;65:315–26.

[9] Nishimatsu H, Iida H, Kawanabe K, Tamura J, Nakamura T. The modified Spitzy shelf operation for patients with dysplasia of the hip. A 24–year follow–up study. J Bone Joint Surg Br. 2002;84:647–52.

[10] Migaud H, Chantelot C, Giraud F, Fontaine C, Duquennoy A. Long–term survivorship of hip shelf arthroplasty and Chiari osteotomy in adults. Clin Orthop Relat Res. 2004;418:81–6.

[11] Hirose S, Otsuka H, Morishima T, Sato K. Long–term outcomes of shelf acetabuloplasty for developmental dysplasia of the hip in adults: a minimum 20–year follow–up study. J Orthop Sci. 2011;16:698–703. https://doi.

org/10.1007/s00776-011-0159-7.

[12] Spitzy H. Artificial acetabular roof: osseous bolts for temproary fixation. Z Orthop Chir. 1923;43:284-94.

[13] Shikinami Y, Okuno M. Bioresorbable devices made of forged composites of hydroxyapatite (HA) particles and poly-Llactide (PLLA): part I. Basic characteristics. Biomaterials. 1999;20:859-77.

[14] Saito S, Takaoka K, Ono K. Tectoplasty for painful dislocation or subluxation of the hip. Long-term evaluation of a new acetabuloplasty. J Bone Joint Surg Br. 1986;68:55-60.

[15] Hamanishi C, Tanaka S, Yamamuro T. The Spitzy shelf operation for the dysplastic hip. Retrospective 10 (5-25) year study of 124 cases. Acta Orthop Scand. 1992;63:273-7.

[16] Shikinami Y, Matsusue Y, Nakamura T. The complete process of bioresorption and bone replacement using devices made of forged composites of raw hydroxyapatite. Biomaterials. 2005;269:5542-51.

[17] Bertin KC, Röttinger H. Anterolateral mini-incision hip replacement surgery: a modified Watson-Jones approach. Clin Orthop Relat Res. 2004;429:248-55.

[18] Tönnis D, Heinecke A. Acetabular and femoral anteversion: relationship with osteoarthritis of the hip. J Bone Joint Surg Am. 1999;81:1747-70.

[19] Unis DB, Hawkins EJ, Alapatt MF, Benitez CL. Postoperative changes in the tensor fascia lata muscle after using the modified anterolateral approach for total hip arthroplasty. J Arthroplast. 2013;28:663-5.

第 4 章

采用可吸收固定装置的改良髋臼造盖术

The Modified Spitzy Shelf Operation Using Absorbable Fixation Device

Koji Goto　著

摘 要

本文我们对采用可吸收固定装置的改良髋臼造盖术的理论、手术细节和早期结果进行了介绍。为了维持骨板的正确位置，尽量减少对臀肌的损伤，促进早期康复，我们于 2008 年开始采用可吸收固定装置对移植骨进行固定，以维持骨板的稳定。手术细节主要包括 3 个部分：①为骨板取髂骨植骨；②制作髋臼骨槽和骨板植入；③利用可吸收固定装置辅助髂骨固定。每个环节都需要一个细致的操作，以获得满意的结果。尤其是骨板应紧密地沿关节囊固定，必须确保骨板下表面与关节囊接触，但不影响髋关节活动的稳定性。该手术的整体短期临床结果（平均随访时间为 43 个月）良好，无并发症发生。随访期间，未发现任何关节间隙狭窄及髋关节骨关节炎进展的情况。但是，其中在两例 40 岁以上的 Tönnis 分级 2 级的骨关节炎患者中，没有获得满意的临床结果。因此，对于年龄较大的患者和骨关节炎晚期或关节紊乱的患者，这种手术适应证应该谨慎。

关键词

支架手术；可吸收；改良髋臼造盖术；髂骨植骨；骨板

一、概述

Konig 于 1891 年首次描述了针对发育性髋关节发育不良的支手术，之后的研究针对许多种类的支架手术进行报道 [1-5]。其中，髋臼造盖术非常常用，使用方法是将其他位置的骨板插入开槽的发育不良的髋臼中。目前有研究表明针对髋关节的早期阶段治疗有良好效果 [6-8]。同其他针对髋关节发育不良的矫正截骨术相比，该支架手术的侵入性较小，且几乎不存在神经损伤以及大量出血的风险。然而，该手术需要仔细操作才能获得令人满意的结果（图 4-1）。

前期研究表明，较高的移植物高度（即造盖骨板和股骨头之间的距离远大于关节间隙宽度）比较低的移植物高度长期效果更差 [8]。如果在髋臼造盖术中无法正确固定骨板，则可能导致患者的移植骨发生吸收或骨折，并最终导致髋骨关节炎的早期进展（图 4-2）。

最近，很多关于患者髋关节镜检查结果的研究，表明骨关节异常形态或撕裂与症状性异型增生之间的相关性 [9-13]（Sankar 等，2015）。研究人员已经认识到，在症状性髋关节发育不良中，通过支架手术的功效可减少髋关节不稳并促进破裂盂唇的修复 [14]。

然而，在诸如髋关节镜的微创手术中，要获得正确的骨板的定位和稳定性

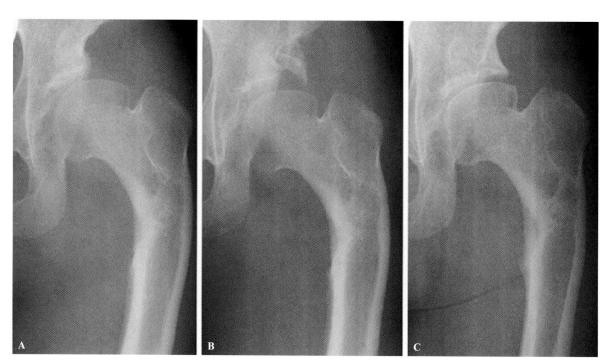

▲ 图 4-1 早期改良髋臼造盖术的普通髋关节前后位 X 线片

A. 术前；B. 术后；C. 术后 10 年

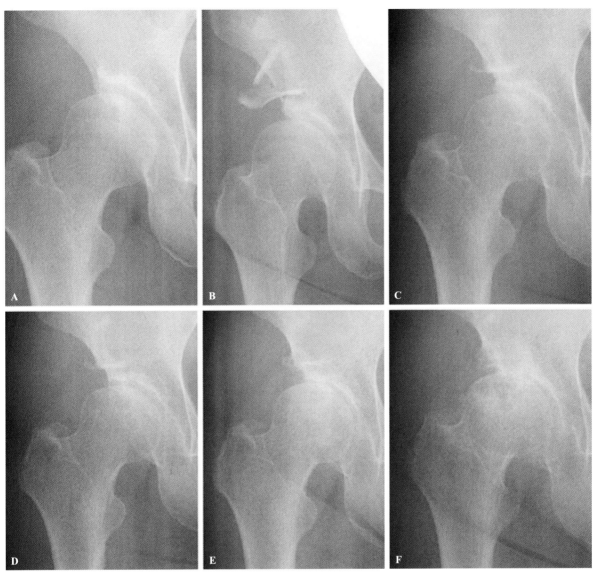

▲ 图 4-2　既往改良髋臼造盖术拍摄的髋关节前后位 X 线片。骨关节炎发生疾病进展时，植骨吸收明显
A. 术前；B. 术后；C. 术后 2 年；D. 术后 4 年；E. 术后 6 年；F. 术后 8 年

并不容易。为了在尽量减少臀肌的损伤的同时确保骨板的正确位置及稳定性，促进患者早期康复，我们从 2008 年开始使用可吸收固定装置固定植骨。本研究描述了原理、手术细节和早期结果。

二、手术原理

在早期研究中所述的改良髋臼造盖术利用了人体薄皮质骨的柔韧性，目的在于使髂外侧皮质骨侧向弯曲并稳定植骨骨板（图 4-3）。

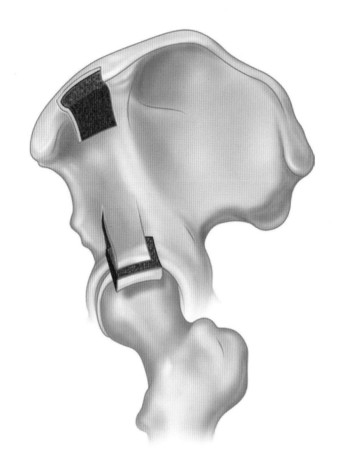

▲ 图 4-3　上述改良的髋臼造盖术手术方案

　　这个手术需要认真仔细，避免弯曲骨发生骨折，同时还需要广泛显露髂侧翼及臀肌附着点。此外，弯曲骨下缘的位置常对骨板的形态和稳定性产生显著影响。

　　另外，髋臼造盖术的关键部分是骨板的结构和稳定性，而不是辅助的髂外侧骨弯曲。研究人员进行了二维有限元分析，研究人体在站立位时，假设对髋臼的应力为中位 16° 的方向时，髋臼周围及植骨架骨周围的应力分布情况。

　　结果表明，当骨板向下侧向倾斜时，关节面应力分布更加均匀（图 4-4）。支架骨板的精确定位需要髋臼骨槽辅助，而髂外侧皮质骨弯曲常常干扰手术中骨槽的调整。

　　如果手术只是简单取出髂外侧皮质骨并用螺钉固定，那么髋臼骨槽的制造就变得容易和精确，由此可以推测出患者骨板的初始稳定性增加。

　　随后，我们使用可吸收固定的装置来固定植骨。可吸收螺钉是一种由未煅烧的羟基磷灰石颗粒和聚 L- 丙交酯组成的复合性手术材料。研究表明，自 2003 年以来该物质已作为 Superfixsorb 或 Osteotrans Plus 公司（Takiron Co.,

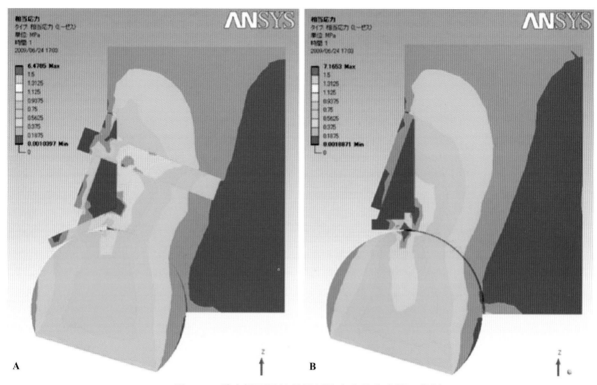

▲ 图 4-4　髋臼周围及植骨骨板的应力分布有限元分析
A. 植骨骨板向下侧倾斜，通过螺钉对于外侧髂骨进行固定；B. 植骨骨板存在水平放置

Ltd.，Osaka，Japan）的产品上市，广泛应用于骨科（颅面、口腔、颌面、整形和重建）手术。

三、操作细节

（一）准备

在患者全身麻醉或脊髓麻醉状态下侧卧位并用 3 个垫压前胸、上背部、下背部。患者盆腔区稍向仰卧位倾斜，医生对于患肢进行消毒，允许其自由活动。

（二）髂骨取骨（图 4-5 ①）

从髂前上棘（ASIS）后约 5cm 处切开大约 12cm 的皮肤切口，远端指向大转子（GT）前缘（图 4-6）。观察发现患肢皮下脂肪组织分开，并显露臀中肌和阔筋膜上方的深筋膜。筋膜 T 形切开，从髂嵴开始将臀中肌下面的骨膜下切开。然后医生需要使用摆锯和薄截骨刀，从患者的髂翼外侧取双皮质骨移

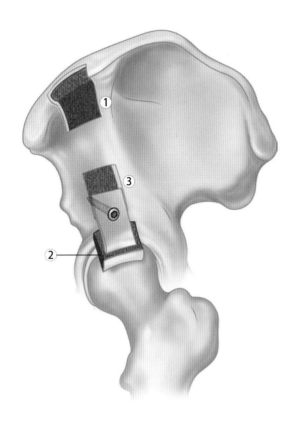

◀ 图4-5　操作方法
①进行髂骨骨板取骨；②制造髋臼的骨槽并使骨板嵌入；③髂骨固定

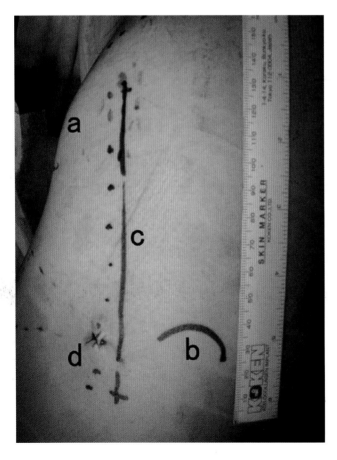

◀ 图4-6　皮肤切口
a.髂前上棘；b.大转子；c.皮肤切口；d.造盖术前的髋关节镜入口

植物（3cm 宽、3cm 深、5～7mm 高），以及下方的松质骨片（图 4-7）。为了最大限度地减少患者股外侧皮神经断裂和 ASIS 骨折的风险，使患者取骨的区域的位置在离 ASIS 至少 3cm 的地方，同时需要小心保存其残留内皮层。

（三）髋臼骨槽制作（图 4-5 ②）

在大转子附近，将臀中肌和下面的臀小肌切开，显露关节囊的头侧和关节外侧髂翼（图 4-8）。需要钝性分离臀肌，不要将其撑开太多，以免臀上神经断裂。

在 X 线影像下对于关节线进行确认，仔细显露股直肌反折头并切除。关节囊与外侧髋臼的上端连接也需要清理，以保证骨槽的位置。然后从关节囊尾侧方向向预定位置插入一个小骨凿，在 X 线照射下确认骨凿是否位于髋臼关节线的最佳位置。然后用高速棒精心制作形成骨槽（孔宽 2.5～3cm，高 5mm，深 1.5cm，底部略有锥形）。该操作也可用凿子和小刮板将骨板适当地稳定置于关节囊下侧倾斜的位置。这个过程需要反复尝试并及时检查骨板的位置和方向，同时修整移植物和骨槽。

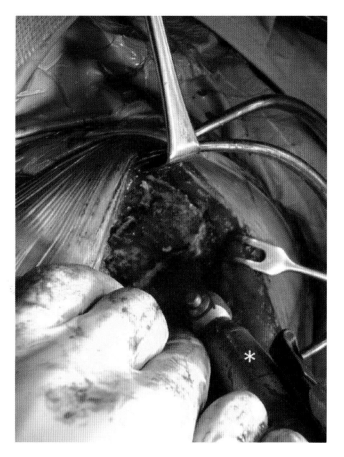

◀ 图 4-7　取双皮质骨移植物

星号表示微型摆锯

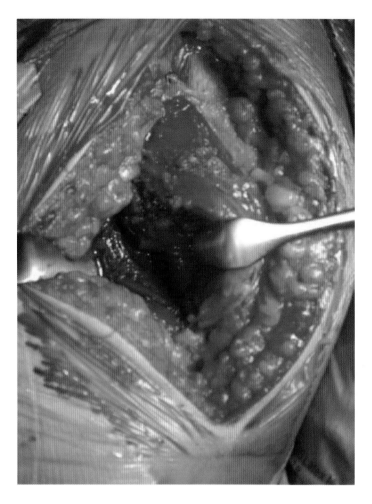

◀ 图 4-8　关节囊附近臀中肌和臀小肌的分离

（四）支架骨板植入（图 4-5 ②）

最后将稍微锥形的骨板用锤子和矩形棒小心地敲入关节囊的缝隙中，医生必须确认骨板的下表面与关节囊完全接触，但其坚固稳定性应该不会干扰髋部运动。如果在患肢的髋部运动时明确骨板与股骨颈之间有撞击，应适当刨平骨板边缘。

（五）辅助髂骨固定（图 4-5 ③）

为了确保骨板的稳定性，手术需要采用骨移植物辅助固定，如下所述。髂外侧皮质骨（2.5～3cm 宽 ×3cm 高）用摆锯和弯曲的小刮板从头部切除到狭槽处，然后向下滑动，用可吸收螺钉固定，与支架骨板和髋臼上外侧部分共同构成三角形结构（图 4-9）。这种辅助固定有助于稳定骨板和避免其向后退。最后将松质骨填充到三角形结构周围。冲洗后分层缝合深筋膜及皮下组织，用胶带关闭皮肤。

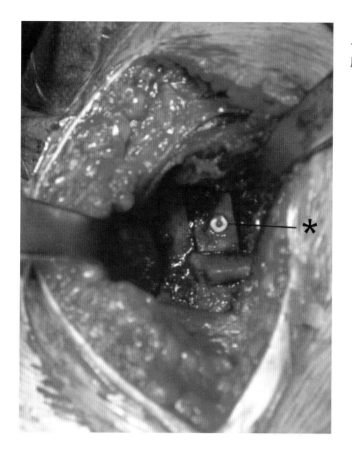

◀ 图 4-9　可吸收螺钉（*）用来固定填充的髂骨移植物

（六）术后护理和运动康复

在患者术后 3 天，通常允许患者在患肢不负重的情况下使用轮椅。在卧床休息期间，最初 2 周需使用外展垫。随后在术后 2 周允许患肢 1/3 负重，在 8 周允许全部负重。允许患者在 3 个月时没有拐杖的情况下外出行走，并且术后 6 个月时，在确认支架骨移植物已经存在骨重塑后允许恢复运动。

四、临床结果

（一）研究对象和方法

自 2008 年以来，我们共有 17 例患者接受了改良髋臼造盖术。其中男性 3 例，女性 13 例，手术的平均年龄为 32 岁（16—49 岁）。手术时患者的平均体重为 57.4kg（46～67kg），平均体重指数为 22.4kg/m^2（18.8～27.0kg/m^2）。所有病例均患有髋关节发育不良，其中包括 2 例 Tönnis 分级 2 级髋关节炎患者，2 例 Tönnis 分级 1 级髋关节炎患者和其他 0 例 Tönnis 分级 0 级髋关节炎患者[15]。平均随访期为 43 个月（15～70 个月）。

针对前文描述的手术方式，固定装置包括 1 例可吸收螺钉（直径 1.5mm）、8 例可吸收螺钉（直径 2.7mm）和 8 例可吸收螺钉（直径 3.5mm）。有 1 例在进行造盖术的同时对患肢进行了大转子的抬高。平均手术时间为 167min（128～212min），手术期间平均失血量为 175ml（30～590ml）。对于这些病例，术前及术后对髋关节进行前后 X 线摄片；拍摄时间分别为术后 2 周、4 周、6 周和 8 周、3 个月、6 个月、9 个月和 12 个月及之后每年。用日本骨科协会（JOA）评分[16]进行临床评估，并对髋关节外侧 CE 角（LCE）和髋臼指数（AHI）等放射学参数及关节间隙测量进行 X 线评估，进而评估骨关节炎的进展。

（二）结果

在所有病例中均未发生患者术后伤口感染和深静脉血栓形成。同时也没有发生移植骨的移位和假性关节炎。在患者全程随访期间均未发现关节间隙狭窄和骨关节炎的进展。对于临床评估的随访结果，JOA 评分从 67 分（44～83 分）提高到 91 分（58～100 分）。但是，2 例 Tönnis 分级 2 级的骨关节炎患者的 JOA 评分未达到满意水平（JOA 评分 > 80 分），最终评分为 67 分和 58 分（术前评分 44 分和 74 分）。平均 AHI 从术前 61（22～80）提高到术后 92（84～100）。平均 LCE 角从术前 9.8°（–39°～25°）提高术后 45°（34°～57°），由于移植骨的重塑和吸收，最终随访时降至 30°（0°～47°）（图 4-10）。

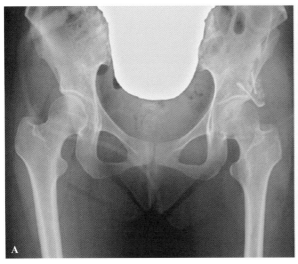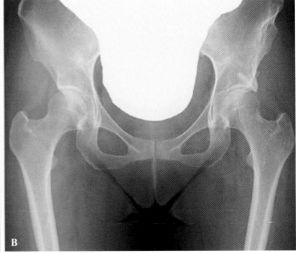

▲ 图 4-10　一名 25 岁的女性患者采用可吸收螺钉进行改良髋臼造盖术的髋部前后位 X 线片，移植骨的重塑和吸收明显

A. 术后；B. 术后 3 年

五、讨论

本次研究中，我们描述了使用可吸收固定装置改良髋臼造盖术的原理、技术细节和短期效果。该组病例仅包括 17 例，平均患者随访期仅 43 个月。由于临床效果良好，且无并发症发生，因此患者的远期效果值得期待。但随访时应更为仔细，因为有 3 例患者植骨被大量吸收，最后随访时 LCE 角＜ 25°。研究发现，该造盖术适应证为青少年及 40 岁、骨关节炎改变为 0 级或 1 级的关节发育不良。此外，对于发育不良且股骨头扁平的患者，也适用于支架手术。然而，对于确诊为骨关节炎晚期或关节紊乱的病例，很难获得满意的结果。这是因为关节的不协调性或半脱位及先前存在的软骨变性不能通过手术改变。在这种情况下，髋臼周围截骨术可以纠正关节紊乱，并且是良好的适应证 [17]（图 4-11）。

既往有文献报道改良髋臼造盖术的临床结果随着年龄的升高而变差 [8]。事实上，我们的手术方法容易控制失血，并且对于合适的病例我们可以安全地双侧同时进行造盖术（图 4-12）。事实上，研究至今，我们已测试了 4 名患者，包括 1 名患者的临床结果良好且没有进行异体输血。双侧同时手术可以缩短康复时间，同时避免患者在康复过程中发生对侧髋关节骨关节炎。虽然使用可吸收固定器的改良髋臼造盖术可以在发育不良的髋关节上安全地进行操作，但该手术还需要进一步的改进，同时对患者进行后期随访。

六、关键信息

尽管使用带可吸收固定装置的改良髋臼造盖术进行手术是微创的，并且几乎没有神经损伤或大出血的风险，但要达到满意的结果，手术操作必须仔细

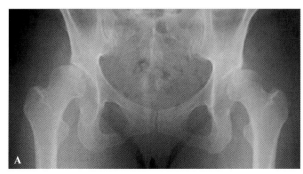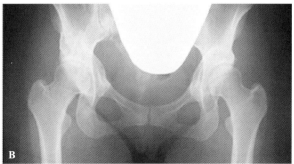

▲ 图 4-11　髋臼周围截骨术的髋关节前后位 X 线片
A. 术前；B. 术后 4 年（右髋）、术后 3 年（左髋）

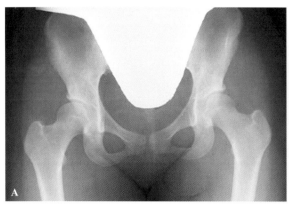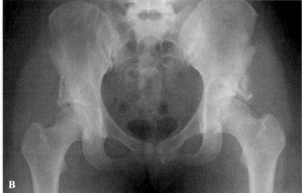

▲ 图 4-12　双侧同时行造盖术的髋关节前后位 X 线片

A. 术前；B. 术后

谨慎。

　　骨板应沿关节囊小心敲入骨槽，必须确认骨板的下表面与关节囊接触，具有牢固稳定性的同时不影响髋部运动。

　　为了获得满意的结果，尤其对于老年患者和晚期骨关节炎或关节紊乱的病例，应谨慎选择手术指征。

参考文献

[1] Albee FH. Bone graft surgery. Philadelphia: W. B Saunders Co; 1915.

[2] König F. Osteoplastische Behandlung der kongenital Hüftgelenkluxation. Verh Deutsch Ges Chir. 1891; 20:75–80.

[3] Lance P. Herstellung eines osteoplastischen Pfannendaches bei angeborenen Verrenkung und Suluxationen der Hüfte. Presse Med 1925:945.

[4] Saito S, et al. Tectoplasty for painful dislocation or subluxation of the hip. Long term evaluation of a new acetabuloplasty. J Bone Joint Surg (Br). 1986;68(1):55–60.

[5] Spitzy H. Künstliche Pfannendachbildung. Z Orhop Chir. 1924;43:284–94.

[6] Hamanishi C, Tanaka S, Yamamuro T. The Spitzy shelf operation for the dysplastic hip. Retrospective 10 (5–25) year study of 124 cases. Acta Orthop Scand. 1992;63:273–7.

[7] Hirose S, Otsuka H, Morishima T, Sato K. Long-term outcomes of shelf acetabuloplasty for developmental dysplasia of the hip in adults: a minimum 20-year follow-up study. J Orthop Sci. 2011;16:698–703.

[8] Nishimatsu H, Iida H, Kawanabe K, Tamura J, Nakamura T. The modified Spitzy shelf operation for patients with dysplasia of the hip. A 24-year follow-up study. J Bone Joint Surg Br. 2002;84:647-52.

[9] Fujii M, Nakashima Y, Noguchi Y, Yamamoto T, Motomura G, Hamai S, Iwamoto Y. Factors associated with severity of intra-articular lesions in patients with severe hip dysplasia. Arthroscopy. 2016;32:1581-9.

[10] Hartig-Andreasen C, Søballe K, Troelsen A. The role of the acetabular labrum in hip dysplasia. A literature overview. Acta Orthop. 2013;84:60-4.

[11] Ricciardi BF, Mayer SW, Fields KG, Wentzel C, Kelly BT, Sink EL. Patient characteristics and early functional outcomes of combined arthroscopic labral refixation and periacetabular osteotomy for symptomatic acetabular dysplasia. Am J Sports Med. 2016;44:2518-25.

[12] Tamura S, Nishii T, Takao M, Sakai T, Yoshikawa H, Sugano N. Differences in the locations and modes of labral tearing between dysplastic hips and those with femoroacetabular impingement. Bone Joint J. 2013;95-B:1320-5.

[13] Sankar WN, Beaulé PE, Clohisy JC, Kim YJ, Millis MB, Peters CL, Podeszwa DA, Schoenecker PL, Sierra RJ, Sink EL, Sucato DJ, Zaltz I. Labral morphologic characteristics in patients with symptomatic acetabular dysplasia. Am J Sports Med. 2015;43(9):2152-6.

[14] Uchida S, Wada T, Sakoda S, Ariumi A, Sakai A, Iida H, Nakamura T. Endoscopic shelf acetabuloplasty combined with labral repair, cam osteochondroplasty, and capsular plication for treating developmental hip dysplasia. Arthrosc Tech. 2014;3:e185-91.

[15] Tönnis D, Heinecke A. Acetabular and femoral anteversion: relationship with osteoarthritis of the hip. J Bone Joint Surg Am. 1999;81:1747-70.

[16] Mibe J, Imakiire A, Watanabe T, Fujie T. Results of total hip arthroplasty with bone graft and support ring for protrusio acetabuli in rheumatoid arthritis. J Orthop Sci. 2005;10:8-14.

[17] Naito M, Shiramizu K, Akiyoshi Y, Ezoe M, Nakamura Y. Curved periacetabular osteotomy for treatment of dysplastic hip. Clin Orthop Relat Res. 2005;6:129-35.

内镜下髋臼造盖术治疗髋关节发育不良

Endoscopic Shelf Acetabuloplasty in the Treatment of Hip Dysplasia

第 5 章

Soshi Uchida　著

摘 要

髋关节发育不良的患者发生髋臼唇撕裂和关节不稳定的风险较大，这使得他们容易患上骨关节炎。除交界性髋关节发育不良的患者外，髋关节镜手术治疗髋关节发育不良普遍不被接受，并且在髋臼浅的情况下单独治疗唇部病变手术失败风险更高。因此，我们设计了一种新的策略，以关节镜的方式同时处理唇部、包膜和骨性病理。这一章的目的是演示内镜下髋臼造盖术治疗 DDH 患者的手术技巧。

关键词

髋关节镜；内镜下髋臼造盖术；髋臼唇撕裂

一、概述

髋关节发育不良是青少年患者髋关节疼痛最常见的原因之一。髋关节发育不良的患者通常表现为腹股沟疼痛，这与关节内病理的高发生率有关，包括髋臼唇裂和软骨损伤，容易发生骨关节炎。此外，髋关节发育不良的患者还会出现腹股沟前部疼痛和不适，这与腰大肌折断和髋内翻等肌腱结构有关[1]。

大量研究表明，单纯髋关节镜下保留唇部治疗髋关节发育不良的临床效果差，再手术率高。髋关节镜检查在 DDH 中有赞成和反对的不同证据。新的证据表明，凸轮畸形通常与 DDH 并存，最轻微的 DDH（交界性）可能对单独的髋关节镜结合股骨成形术以及唇部和囊膜修复有良好的反应。Uchida 等描述了临床转归恶化的重要原因是外侧中心边缘角小于 19°，存在 Shenton 线断裂及股骨颈干角 > 139° [2]。因此，在我们的实践中，我们进行了内镜下髋臼造盖术联合唇部修复、凸轮成形术和囊膜闭合 [3]。

髋臼周围截骨术（PAO）和髋臼旋转截骨术（RAO）是治疗髋关节发育不良，特别是中、重度髋臼不覆盖患者的有益手术 [4,5]。然而，对运动高要求的髋关节发育不良的患者并不是这些传统方法（包括 PAO 或 RAO）的理想候选者，因为术后康复时间较长，恢复运动的能力也尚未建立 [6]。因此，我们设计了内镜下髋臼造盖术，以提高关节镜下软骨唇部和关节囊修复手术的骨前外侧覆盖率 [3]。髋臼造盖术通过在髋臼缘前上方放置自体皮松质骨，可以提供更大的承重面。几项研究表明髋臼造盖术后的长期临床结果优良 [7,8]。然而，髋臼前缘撕裂的存在改变了髋臼造盖术的临床结果 [9]。本章的目的是描述内镜下髋臼造盖术联合唇部修复、凸轮成形术和囊膜折叠术的外科技术和有效性。

二、患者选择

患者的选择对于这一过程是极其重要的，术后康复的依从性也是至关重要的（图 5-1）。

三、适应证

• 中度至轻度髋关节发育不良（包括交界性髋关节发育不良），伴外侧中心边缘角（LCEA）为 10°～25°。
• 年龄 < 40 岁。
• 无骨关节炎。
• 无软骨损伤。
• 无 Shenton 线断裂。
• 股骨头无严重畸形。

四、禁忌证

• 重度髋关节发育不良（LCEA < 10°）。

- Shenton 线断裂（股骨头外侧移位）。

- 严重软骨损伤（国际软骨研究会分类Ⅲ或Ⅳ级）。

- 骨关节炎（Tönnis Ⅱ级和Ⅲ级）。

- 髋内翻（股骨颈干角＞ 140°）。

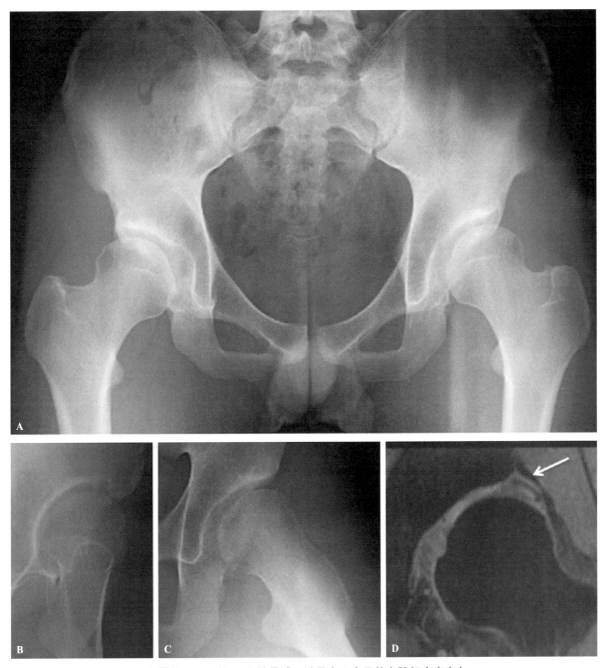

▲ 图 5-1　一名 18 岁的足球运动员有 3 个月的左髋部疼痛病史

A. 术前诊断性骨盆正位 X 线片显示髋关节发育不良，LCE 角为 11°，锐角为 50°；B. 术前假横切面也显示髋臼前浅，垂直 – 中心 – 前（VCA）角为 11°；C. 术前改良 Dunn 切面 α 角为 89°，股骨头颈部偏移率为 0.04，提示存在凸轮撞击的可能性；D. T_2 加权磁共振成像显示髋臼唇部高位区域（箭），提示可能存在髋臼唇部撕裂（Czerny 3B 型）

五、外科技术

第一，在全身麻醉和硬膜外麻醉下，患者被放置在牵引床上的改良仰卧位。使用前外侧、中前部和近端中前部入口（ALP、MAP 和 PMAP）。在这一点上，修改后的 MAP[10] 略偏于经典 MAP，以避免股外侧皮神经麻痹。

使用关节镜下刀（Becton Dickinson，Brentwood，TN）和射频探头在 ALP 和 MAP（ArthroCare，Smith&Nephew，Andover，MA）之间进行门静脉间囊膜切开术。评估关节内病理，包括髋臼软骨唇损伤和股骨头软骨损伤。如果软骨损伤分级为 ICRS Ⅲ级或Ⅳ级，且缺损面积＜ 3.0cm²，则行微骨折治疗。

第二，不稳定的唇部撕裂在髋臼边缘用机动圆毛刺刷新后用缝线锚固定，直到可见出血床，以促进唇部愈合，但避免正式的边缘切除。如果存在突出的髂前下棘（AIIS）Ⅱ型或Ⅲ型，则在适合的情况下使用电动圆毛刺进行棘下减压。使用生物可吸收缝线锚（OsteoRaptor，Smith&Nephew，Andover，MA 或 Gryphon BR，Depuy Mitek Sports，Raynham，MA）以穿孔缝线修复的方式进行唇部修复，并在唇部包膜侧打结[11]（图 5-2B）。松开牵引以确认唇部液体密封恢复成功。

第三，在释放牵引力后对周围间隙进行评估。必要时，使用电动圆形毛刺进行凸轮骨软骨成形术。

第四，如前所述，使用 UltraTape 进行鞋带囊状缝合[12]。

第五，内镜下髋臼造盖术。30° 关节镜定位于囊外间隙，位于臀小肌和包膜之间，通过透视成像确定正确的位置。使用剃须刀和射频探头（Super Turbov AC 60°；Arthrocare，Austin，TX）进行保守软组织清创，以帮助最佳可视化。在辨认出股直肌的直头和反折头（RHRF）后，对股直肌反折头进行轻微的清创直到可以看到 ZRHRF 下的包膜。2 根平行的 2.4mm 导丝（Passing Pin，Smith&Nephew，Andover，MA）使用 2.4mm OsteoRaptor 锚定（Smith&Nephew，Andover，MA）的钻头导向器穿过 MAP，沿着与胶囊相邻的髋臼前缘被引入。必要时获得透视图像，以评估髋臼周围槽的深度、角度和位置。角度应平行于股骨头外侧轮廓的切线。第一个前针放置在 AIIS 尖端后约 1cm 处，刚好在前上囊上方。第二个大头针被插入到第一个大头针后面10mm 的地方，并再次进行透视确认（图 5-2G）。在股直肌反射头的清创起始处，沿导丝将 1 个 10mm 宽的骨刀插入髋臼边缘，然后用骨刀扩大槽的宽度，厚度为 5～6mm，宽度约为 25mm，深度至少为 20mm。最佳的宽度和深度是使用定制的扩张器（Depuy Mitek，Tokyo，Japan）确定的（图 5-2H）。然后从同侧髂骨切取自体骨移植（三皮质）（图 5-2I）。移植物应在髂前上棘后至少 2cm 处切取，以最大限度地降低医源性供区骨折的风险。

2 根直径为 1.8mm 的平行钻叉有助于在插入移植物时控制移植物的插入角度（图 5-2I）。将改良的 MAP 向远端延伸，以插入支架移植物。再沿着改良 MAP 的皮肤切口插入吊带，以分离股四头肌和阔筋膜张肌之间的肌纤维，以促进移植物的插入。最后，使用刺线将三皮质骨移植物插入槽中，并使用

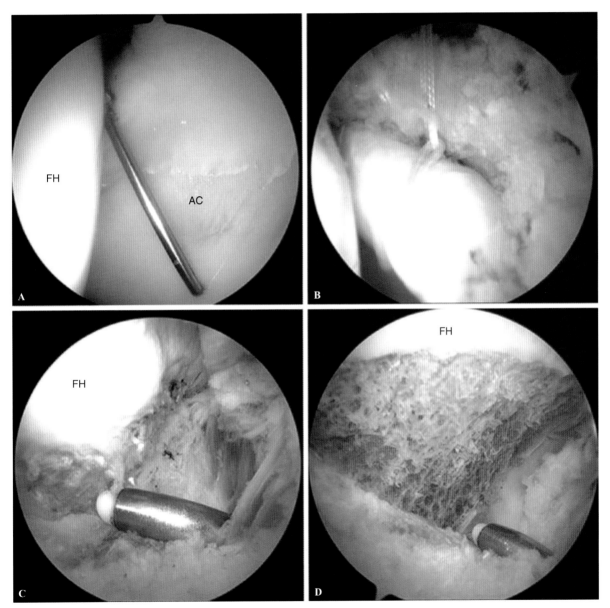

▲ 图 5-2　内镜下髋臼造盖术

A. 仰卧位关节镜下从前外侧（ALP）门静脉切面，显示前上唇撕裂；B. 从前外侧（ALP）可见中物质唇部修复；C. 无牵引力的情况下从中前部观察，显示股骨头颈部交界处的凸轮畸形；D. 股骨成形术。FH. 股骨头；AC. 髋臼中心

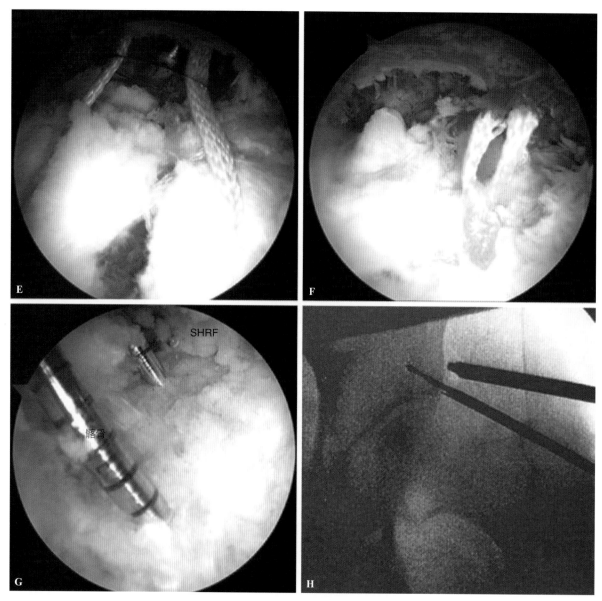

▲ 图 5-2（续） 内镜下髋臼造盖术

E 和 F. 来自前外侧的关节镜切面，显示使用 UltraTape 通过中前门（MAP）和近端中前门（PMAP）的鞋带包膜折叠术；G 和 H. 2 根 2.4mm 的导丝在透视下通过中前部导入。SHRF. 股直肌直头

定制的空心骨（Smith&Nephew，Japan）夯实，通过压配合将其固定到位（图 5-2J）。另一个较小的植骨被插入到新的支架上方，并用 Superfixorb 空心螺钉 固定（Takiron，Kobe，Japan）（图 5-2）。

六、术后康复

内镜下髋臼造盖术的术后康复如图 5-3 所示。手术后，患者使用支架 2～3

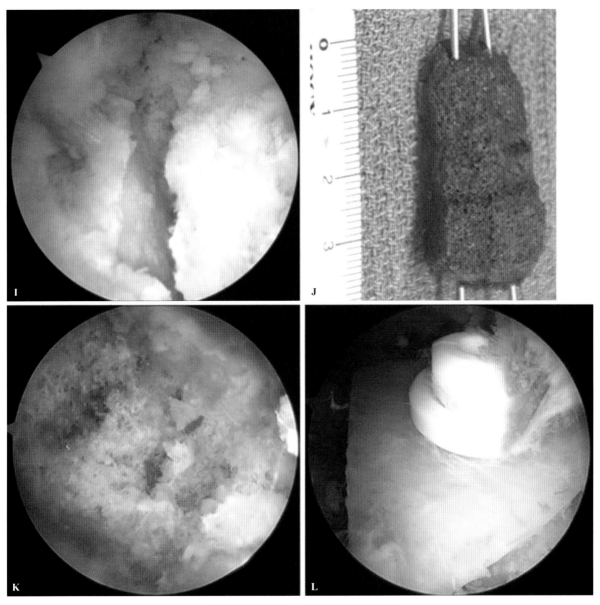

▲ 图 5-2（续） 内镜下髋臼造盖术

I. 用骨刀与 2.4mm 导丝一起制作架槽；J. 取自同侧髂骨嵴的游离植骨，2 根平行的 1.5mm 克氏针；K. 自体骨游离植骨通过导丝按压固定插入槽内；L. 将另一个移植物置于支架移植物之上，用 Superfixorb 空心螺钉和垫圈固定

周以保护髋部，限制外展和旋转。在最初的 3 周内，患者使用拐杖仍然没有负重。并在专家理疗师的监督下，从第 1 周开始在被动活动范围（ROM）进行温和的练习。

采用持续被动活动范围（CPM）预防粘连。主动髋关节屈曲在第一阶段（前 4 周）是被限制的，以最大限度地降低髋屈肌发炎的风险。术后 4～5 周，部分负重逐渐增加，6 周达到完全负重。在运动达到最大限度后，当步态和运动的稳定性良好时，才开始进行耐力训练。

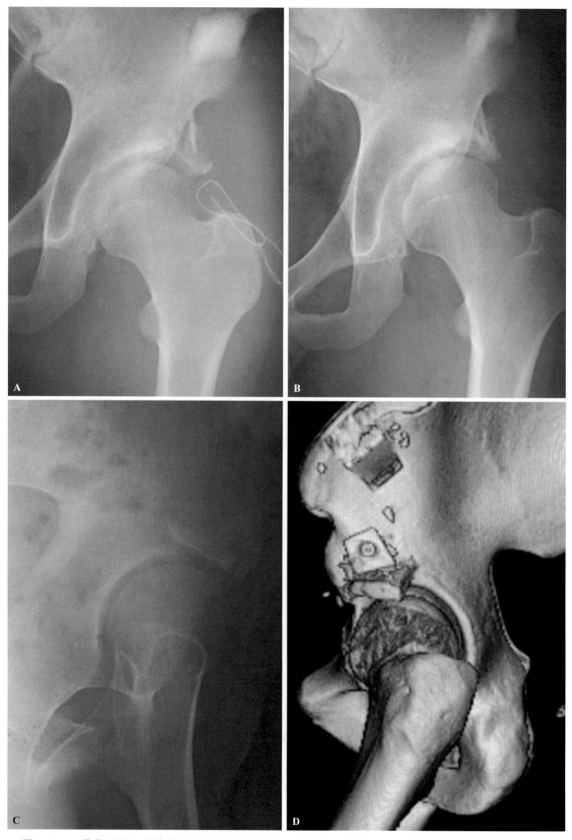

▲ 图 5-3　A. 骨盆正位 X 线片显示手术后支架移植物改善了髋臼的覆盖率，LCE 角 41°；B. 术后 7 个月骨盆前后位片显示支架移植物有适当的吸收和重塑；C. 三维 CT 图像显示术后 1 年支架移植物的位置；D. 假剖面图显示 VCA 角改善

七、术后并发症

2011—2015 年，我们对 187 例接受内镜下髋臼造盖术的患者进行了术后和术中并发症的研究。我们发现了几种术后并发症。187 例患者中有 3 例患者发生了造盖移植物骨折，其中 1 例患者是一名 15 岁的柔道运动员，他在未经医生许可的情况下，在术后 3 个月重返赛场。187 例中有 2 例发生髂嵴移植物部位骨折。

187 例患者中有 10 例发生一过性股外侧皮神经麻痹。187 例患者中有 1 例发生持续性闭孔神经麻痹，保守治疗对该患者并没有效果，因此她接受了闭孔神经减压术。

187 例患者中有 1 例因术中未松解牵引而出现非受累小腿急性筋膜间隔综合征。187 例患者中有 5 例出现了坐骨股撞击综合征。

八、讨论

髋关节镜正成为一种普遍的治疗方法，其结果令人鼓舞，可改善髋关节内和周围的各种病理情况。但实际上髋关节镜检查仅限于髋关节发育不良的指征，即使交界性髋关节发育不良也不适用。

LCE 角首先由 Wiberg 引入，作为测量 DDH 患者髋臼发育和髋臼覆盖程度的指标[13]。交界性髋关节发育不良于 1976 年由 Fredenborg 首次定义为 LCE 角 20°～25°[14]。

交界性髋关节发育不良，对于同时伴有撞击、髋臼浅和包膜松弛的患者仍然是一种具有挑战性疾病。一些研究已经显示了髋关节镜下 FAI 手术的临床结果，包括唇部清创包膜闭合治疗 BDDH[15-18]。最近，Hatakeyama 和 Uchida 等的研究表明，术前预测单独髋关节镜检查（包括包膜修复）结果较差的因素是年龄＞ 40 岁、Shenton 线断裂、骨关节炎、Tönnis 角≥ 15° 及 VCA ≤ 17°。术中预后较差的原因可能是严重的髋臼软骨损伤，甚至轻度的股骨软骨损伤。尽管交界性髋关节发育不良患者可能通过单独的髋关节镜检查获得良好的结果，但对于那些具有上述危险因素的患者仍需谨慎[19]。因此，我们对交界性髋关节发育不良患者行内镜髋臼造盖术的适应证是股骨颈干角≥ 140°、Tönnis 角≥ 15°、VCA ≤ 17°。由于 VCA 角是临床预后恶化的预测因子之一，我们认为支架移植物应该放置在髋臼的前上部。

该手术的优点包括在安全区内进行 3cm 宽的改良 MAP 和 ALP 小切口，可以最大限度地降低股外侧皮神经损伤并发症的风险。除植骨不稳定外，压配合固定不需要带支架植骨的螺钉或钢板。并且肌肉损伤似乎更少，恢复时间更短。然而，该手术的缺点是操作细致，有可能出现髋关节镜相关的并发症，而且延长手术时间可能会导致冲洗外渗风险更高。

综上所述，内镜髋臼造盖术是治疗髋关节发育不良患者的一种创伤较小、发展前景良好的手术方式。

参考文献

[1] Poultsides LA, Bedi A, Kelly BT. An algorithmic approach to mechanical hip pain. HSS J. 2012; 8(3): 213–24.

[2] Uchida S, Utsunomiya H, Mori T, Taketa T, Nishikino S, Nakamura T, et al. Clinical and radiographic predictors for worsened clinical outcomes after hip arthroscopic labral preservation and capsular closure in developmental dysplasia of the hip. Am J Sports Med. 2016;44(1):28–38.

[3] Uchida S, Wada T, Sakoda S, Ariumi A, Sakai A, Iida H, et al. Endoscopic shelf acetabuloplasty combined with labral repair, cam osteochondroplasty, and capsular plication for treating developmental hip dysplasia. Arthrosc Tech. 2014; 3(1):e185–e91.

[4] Ninomiya S, Tagawa H. Rotational acetabular osteotomy for the dysplastic hip. J Bone Joint Surg Am. 1984;66(3):430–6.

[5] Siebenrock KA, Scholl E, Lottenbach M, Ganz R. Bernese periacetabular osteotomy. Clin Orthop Relat Res. 1999;363:9–20.

[6] Domb BG, LaReau JM, Hammarstedt JE, Gupta A, Stake CE, Redmond JM. Concomitant hip arthros–copy and periacetabular osteotomy. Arthroscopy. 2015;31 (11):2199–206.

[7] Hirose S, Otsuka H, Morishima T, Sato K. Long–term outcomes of shelf acetabuloplasty for developmental dysplasia of the hip in adults: a minimum 20–year follow–up study. J Orthop Sci. 2011;16(6):698–703.

[8] Nishimatsu H, Iida H, Kawanabe K, Tamura J, Nakamura T. The modified Spitzy shelf operation for patients with dysplasia of the hip. A 24–year follow–up study. J Bone Joint Surg Br. 2002;84(5):647–52.

[9] Berton C, Bocquet D, Krantz N, Cotten A, Migaud H, Girard J. Shelf arthroplasties long–term outcome: influence of labral tears. A prospective study at a minimal 16 years' follows up. Orthop Traumatol Surg Res. 2010;96(7):753–9.

[10] Matsuda DK, Villamor A. The modified mid–anterior portal for hip arthroscopy. Arthrosc Tech. 2014;3(4):e469–74.

[11] Sawyer GA, Briggs KK, Dornan GJ, Ommen ND, Philippon MJ. Clinical outcomes after arthroscopic hip labral repair using looped versus pierced suture techniques. Am J Sports Med. 2015;43(7):1683–8.

[12] Uchida S, Pascual–Garrido C, Ohnishi Y, Utsunomiya H, Yukizawa Y, Chahla J, et al. Arthroscopic shoelace capsular closure technique in the hip using ultratape. Arthrosc Tech. 2017;6(1):e157–e61.

[13] Wiberg G. The anatomy and roentgenographic appearance of a normal hip joint. Acta Chir Scand. 1939;83(Suppl 58):7–38.

[14] Fredensborg N. The results of early treatment of typical congenital dislocation of the hip in Malmo. J Bone Joint Surg Br. 1976;58(3):272–8.

[15] Chandrasekaran S, Vemula SP, Martin TJ, Suarez–Ahedo C, Lodhia P, Domb BG. Arthroscopic technique of capsular plication for the treatment of hip instability. Arthrosc Tech. 2015;4(2):e163–7.

[16] Fukui K, Trindade CA, Briggs KK, Philippon MJ. Arthroscopy of the hip for patients with mild to moderate developmental dysplasia of the hip and femoroacetabular impingement: outcomes following hip arthroscopy for treatment of chondrolabral damage. Bone Joint J. 2015;97–B(10):1316–21.

[17] Domb BG, Philippon MJ, Giordano BD. Arthroscopic capsulotomy, capsular repair, and capsular plication of the hip: relation to atraumatic instability. Arthroscopy. 2013;29(1):162–73.

[18] Nawabi DH, Degen RM, Fields KG, McLawhorn A, Ranawat AS, Sink EL, et al. Outcomes after arthroscopic treatment of femoroacetabular impingement for patients with borderline hip dysplasia. Am J Sports Med. 2016;44(4):1017–23.

[19] Hatakeyama A, Utsunomiya H, Nishikino S, Kanezaki S, Matsuda DK, Sakai A, Uchida S, et al. Predictors of poor clinical outcome following arthroscopic labral preservation, capsular plication and cam osteoplasty in the setting of borderline hip dysplasia. Am J Sports Med. 2017;46(1):135–43.

髋臼造盖术治疗髋关节发育不良性骨关节炎的优势与局限性

Advantages and Limitations of Shelf Acetabuloplasty for Dysplastic Osteoarthritis of the Hip

第 **6** 章

Satoshi Iida　Yoshiyuki Shinada　Chiho Suzuki　著

摘 要

我们回顾性分析了 47 例髋关节有症状的髋臼发育不良的患者，这些患者均接受了髋臼造盖术治疗。平均随访 17 年，最少 5 年。10 个髋关节（21%）转为全髋关节置换术（THA）的平均时间为 18.2 年。以转为 THA 作为终点的生存分析显示，10 年生存率为 97.8%，20 年生存率为 78%。40 个术前关节间隙未狭窄的髋关节在术后 20 年生存率为 90%，明显高于 7 个髋关节间隙变窄的髋关节在术后 20 年的生存率（29%，$P < 0.01$）。

手术年龄 < 35 岁的 27 个髋关节的 20 年生存率为 95%。而年龄 ≥ 35 岁的 20 个髋关节的 20 年生存率为 55%（$P=0.007\ 61$）。

术前股骨中心边缘角度（$P=0.26$）和股骨近端畸形的严重程度（$P=0.532$）与生存率没有显著关系。

该手术对于症状性髋臼发育不良是一种安全可靠的方法，< 35 岁的早期骨关节炎改变髋部的患者获得了长期的积极结果。

关键词

髋臼发育不良；髋臼造盖术；髋关节继发性骨关节炎

缩略语

| AHI | acetabular head index | 髋臼头指数 |
| CE | center–edge angle | 中心边缘角 |

JOA score	Japanese Orthopaedic Association score	日本骨科协会分数
JS	joint space	联合空间
KLgrade	Kellgren–Lawrence grade	Kellgren–Lawrence 级
OA	osteoarthritis	骨关节炎
THA	total hip arthroplasty	全髋关节置换术

一、概述

未干预治疗的髋臼发育不良是髋关节继发性骨关节炎（OA）最常见的病因。在一项全国性的流行病学研究中，Jingushi 报道了日本髋关节 OA 关节髋臼发育不良的高发率[1]，指出未经治疗的 OA 随着年龄的增长而恶化，临床评分也恶化。髋臼发育不良继发性 OA 的患者多为年轻女性。因此，对于这些患者人群，首选关节保存手术。

对髋关节继发性 OA 进行了一些关节保存手术，包括截骨术、关节融合术和肌肉松解术。最近，已广泛报道了包括旋转髋臼截骨术（RAO）和弯曲髋臼周围截骨术（CPO）在内的定向髋臼截骨术的结果[2-5]。髋臼造盖术是最古老的髋臼手术。Konig 于 1891 年首次描述了此过程[6]；之后，Spitzy 和 Wiberg 改进了其技术和结果[7,8]。然而，对于髋臼发育不良的髋关节 OA，只有少数文献报道过髋臼造盖术[9-13]。

本研究的目的是基于至少 5 年随访期的临床和影像学结果的评估，探讨髋臼造盖术治疗有症状的继发性 OA 合并髋臼发育不良患者的有效性和局限性。

二、患者与方法

1971—2010 年，我们为 66 例髋臼发育不良的早期 OA 患者进行了髋臼造盖术。我们回顾了 42 例随访 5 年以上的患者的 47 个髋关节。14 例中 14 个髋关节失访，5 例股骨联合截骨术中 5 个髋关节失访。研究组由 1 名男性和 41 名女性患者组成。单侧髋关节受累 20 例，双侧受累 22 例。手术患者的平均年龄为 33 岁（16—56 岁），平均随访期为 17 岁（5—29.5 岁）。手术由多个外科医生进行。

（一）手术技巧

最初，采用仰卧位的 Smith-Peterson 入路。如今，则选择做一个小切口（比基尼切口），沿着缝匠肌和筋膜张肌之间的肌平面到达髋关节前囊。髂骨外皮层从骨膜下向囊的前上部分显露。从髂骨取双皮质骨（宽 30mm，长 25mm，高 10mm）。在关节囊正上方用骨刀制作了一个四边形槽。在用骨刀切开之前，用克氏针钻孔的 X 线成像确定准确位置。将取出的髂骨牢固地嵌塞入槽内，无须内固定以达到稳定。更多的松质骨片被移植到新造盖上。

将外展肌缝合到髂骨。同时对两个髋进行大转子推进，对一个髋进行髂腰肌和内收肌松解。

根据术后方案，建议卧床休息 2~3 天，然后用足趾试探性站立 2 周。在 2~4 周时使用 2 个拐杖支撑部分负重。8 周后允许 1 个拐杖辅助行走，具体取决于髋关节的疼痛程度和肌肉强度。

（二）临床评价

临床结果采用日本骨科协会（JOA）髋关节评分（总分 100 分）进行评估，评分基于疼痛（40 分）、活动范围（20 分）、行走能力（20 分）和日常生活活动（20 分）[14]。并回顾性分析了并发症（感染、骨折、深静脉血栓）和异体输血的发生率。

（三）放射学评价

采用标准前后位骨盆观。影像学检查包括锐角、中心边缘角（CE）和髋臼头指数（AHI）。OA 的影像学分期是根据 Kellgren-Lawrence（KL）分级集中在关节空间[15]。0 级，髋臼的不良 plasia 没有任何关节炎变化；1 级，轻微的关节炎变化（硬化或骨赘形成），没有关节空间缩小；2 级，明确部分关节空间缩小；3 级，广泛的关节空间缩小；4 级，关节间隙明显变窄，严重硬化或骨轮廓明显消失。根据股骨近端畸形的严重程度分为两组。第一组，球形股骨头轻度半脱位（Crowe 1）；第二组，无球形股骨头或重度半脱位（Crowe 2 或 Crowe 3）[16]。

（四）统计分析

采用 Kaplan-Meier 方法估计累积概率。

通过秩和检验比较两组的生存曲线。

在统计分析中，终点被定义为髋关节到全髋关节置换的转换，JOA 总分下降到 70 分或更低，或者放射学阶段恶化到关节间隙变窄（KL 3 级或更高）。

统计学意义设为 $P < 0.05$。所有的统计分析都是使用 EZR 软件（Saitama Medical Center，Jichi Medical University，Saitama，Japan）进行的，EZR 软件是 R 软件（The R Foundation for Statistical Computing，Vienna，Austria）的图形用户界面。

三、结果

（一）临床结果

术前平均 JOA 评分由 68.9 分提高到术后 5 年的 86.9 分。术后 15 年平均 JOA 分 > 80 分，术后 20 年平均总分 > 70 分，但均逐渐下降。疼痛评分也从术前的 19 分提高到术后 5 年的 33.3 分，术后 15 年疼痛评分维持在 > 30 分。术后 5 年 [（83.3±8.8）分]、10 年 [（81.2±10.7）分] 和 15 年 [（86.9±7.6）分]的 JOA 评分均显著高于术前 JOA 评分 [（68.9±8.2）分]。然而，术后 20 年的 JOA 评分 [（79±9.8）分] 并不明显高于术前平均 JOA 评分（图 6-1）。

以 JOA 评分下降至 70 分或更低为终点的生存分析，10 年生存率为 91.1%（95%CI 77.9%～96.6%），15 年生存率为 83.3%（95%CI 67.9%～91.7%），20 年生存率为 54.0%（95%CI 35.1%～69.5%）（图 6-2）。

平均 18.2 年（6.5～29.5 年）后，有 10 个髋关节（21%）转为全髋关节置换术。以转为全髋关节置换术为终点的生存率分析显示，术后 10 年生存率为 97.8%（95%CI 85.3%～99.7%），20 年生存率为 78%（95%CI 58.3%～89.2%）（图 6-3）。

在并发症方面，1 个髋关节发生了浅表感染；然而，没有重大并发症（深静脉血栓形成、骨盆骨折、神经麻痹和深部感染）的报道。异体输血对于任何患者都是没有必要的。

（二）影像学评价

平均 CE 角由术前的 2.8°（-10°～12.6°）提高到术后立即达到的 32.4°（13.3°～47.9°）。

平均锐角从 51°（46.5°～59°）提高到 41.3°（36°～55°），平均 AHI 从

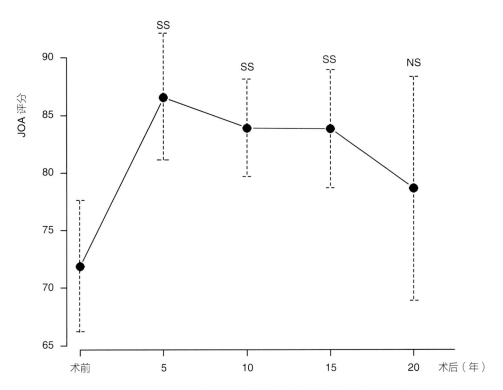

▲ 图 6-1　JOA 评分平均值的变化（平均值 ± 标准差），并与术前评分进行比较

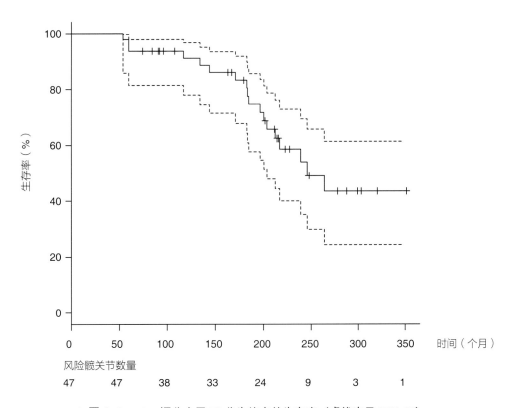

▲ 图 6-2　JOA 评分小于 70 分为终点的生存率（虚线表示 95%CI）

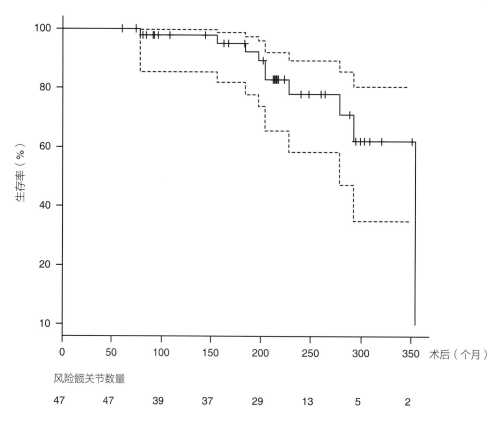

▲ 图 6-3　以转为全髋关节置换术为终点的生存率（虚线表示 95%CI）

54.2%（41%～64%）提高到 89%（71%～100%）。

根据 KL 分级，术前关节炎改变的严重程度为 0 级 21 个髋关节，1 级 19 个髋关节，2 级 7 个髋关节。共有 21 个髋关节（44.7%）在术后平均 14.1 年（1.5～26.6 年）进展为 3 级（广泛关节间隙狭窄）。以 OA 分级进展为 3 级的终点生存率分析显示，术后 10 年生存率为 81.7%（95%CI 66.5%～90.5%），15 年生存率为 65.4%（95%CI 48.4%～78%），20 年生存率为 40.6%（95%CI 23.2%～57.3%）。

（三）影响临床和影像学结果的术前危险因素

我们采用秩和检验评估影响髋臼造盖术后疗效的危险因素。术前评估以下因素：术中年龄（<35 岁或≥35 岁）、KL 影像学分级（有无关节间隙变窄）、CE 角（<5°或≥5°）或股骨近端畸形的严重程度。

以转为 THA 作为终点，年龄<35 岁患者 27 个髋关节的术后 20 年生存率为 95%（95% CI 70%～99%），显著高于年龄≥35 岁患者 20 个髋关节 55%（95% CI 24%～78%）（P=0.00761）（图 6-4）。

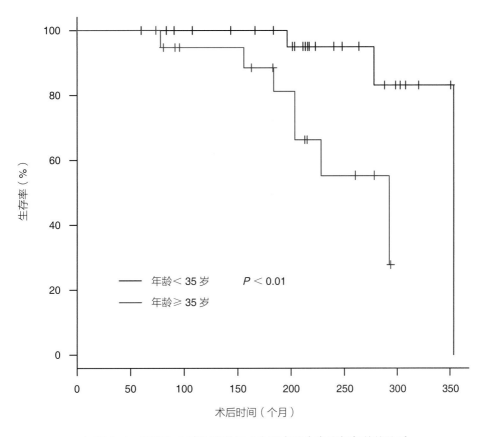

▲ 图 6-4　以转为全髋关节置换术为终点的生存率与年龄的关系

　　以转为 THA 作为终点，40 个无关节间隙狭窄的髋关节（KL 0 级或 1 级）患者生存率为 90%（95%CI 65%～98%），显著高于有关节间隙狭窄的 7 个髋关节（KL 2 级）患者的 29%（95%CI 4%～61%）（图 6-5）。

　　生存率（以转为 THA 作为终点）与术前 CE（$P=0.26$）或股骨近端畸形的严重程度（$P=0.532$）之间无显著相关性（表 6-1）。

　　以 JOA 评分下降到 70 分以下作为终点，年龄＜ 35 岁患者的 27 个髋关节术后 20 年生存率为 70%（95%CI 44%～86%），显著高于年龄≥ 35 岁患者 20 个髋关节的 29%（95%CI 6%～57%）（表 6-1）。

　　生存率与术前影像学分期有显著相关性（$P < 0.01$）。生存率与术前 CE（$P=0.533$）或股骨近端畸形的严重程度（$P=0.999$）无显著相关性。

　　以影像学阶段恶化到广泛关节间隙变窄（KL 3 级或更高）作为终点，年龄＜ 35 岁患者 27 个髋关节的术后 10 年和 15 年生存率为 92%（95% CI 73%～98%）和 78%（95% CI 55%～91%），显著高于年龄≥ 35 岁患者 20 个髋关节的 67%（95% CI 40%～84%）和 47%（95% CI 22%～68%）（$P < 0.01$）。

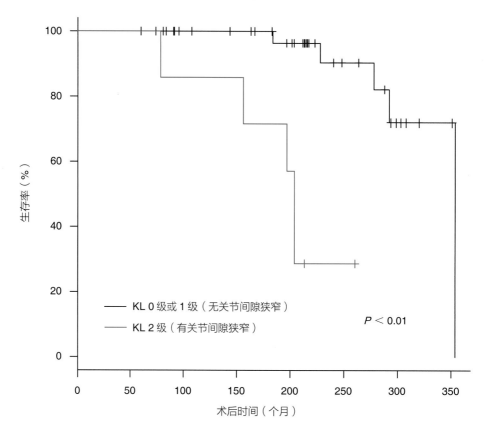

▲ 图 6-5　以全髋关节置换术为终点的生存率与术前 OA 分期的关系

表 6-1　生存率与术前危险因素的关系

术前危险因素	转换为 THA 的终点	JOA 总分降到 70 分以下	大面积关节间隙变窄的影像学恶化
手术年龄（< 35 岁或≥ 35 岁）	< 0.01	< 0.01	< 0.01
OA 的术前阶段（KL 0 级、1 级或 2 级）	< 0.01	< 0.01	< 0.01
术前 CE（CE < 5° 或≥ 5°）	0.26	0.533	0.166
股骨头畸形或半脱位（无、轻度或中度、重度）	0.532	0.999	0.112

用秩和检验的 Kaplan-Meier 分析

　　生存率与术前影像学分期有显著相关性（$P < 0.01$）。然而，生存率与术前 CE 角（$P = 0.166$）或股骨近端畸形的严重程度（$P = 0.112$）之间没有显著相关性。

对于本研究中使用的所有终点，与术前 OA 分期和手术年龄显著相关；但是，与术前 CE 角或股骨近端畸形的严重程度无关（表 6-1）。

四、讨论

有几篇论文已经报道了成人髋臼造盖术治疗髋关节发育不良的疗效结果。Nishimats 等报道了 119 例髋关节继发性骨性关节炎的改良 Spitzy 造盖术的长期结果，平均随访时间为 23.8 年。他们报道了 87% 患有早期和初期髋关节 OA 有良好的疗效，相比之下，晚期 OA 只有 51%。年龄＜ 25 岁和年龄＞ 25 岁患者的生存曲线和预后有统计学差异[9]。

Fawzy 报道了一项对 76 名髋关节发育不良患者进行的平均随访 11 年的生存率研究。以转为 THA 作为终点，采用 Kaplan-Meier 分析的 10 年生存率是关节间隙轻度或无狭窄的髋关节为 75%，中度或重度关节间隙狭窄的髋部为 22%。生存率与年龄或术前 CE 角无相关性，他们提到在早期 OA 患者中取得了最好结果[11]。

Hirose 等复查 28 个髋，术后至少随访了 20 年。在他们的研究中，10 年生存率为 100%，20 年生存率为 93%，32 年生存率为 71%[10]。

Migaud 等回顾性评估了 56 例髋臼造盖术，平均随访时间为 17 年（15～30 年），并报道了以 THA 作为终点的造盖术的 20 年生存率为 37%，在无关节间隙狭窄的患者中为 83%。术前关节病的严重程度是影响造盖术生存率的主要因素[12]。

Bartoniček 等报道了一项对 25 个髋关节的随访研究，平均随访时间为 15 年，在没有骨关节炎改变的球形中心性髋关节发育不良的患者中，Bosworth 髋臼造盖术的效果最好[13]。

在本研究中，术后 15 年，JOA 评分明显高于术前评分。以转为 THA 作为终点的 10 年生存率为 97.8%，术后 20 年下降到 78%。年龄＜ 35 岁及早期 OA（无关节间隙狭窄）患者均能获得良好疗效。术前半脱位和股骨头畸形的严重程度并不是临床和影像学结果的显著危险因素。

髋臼造盖术不像其他的重定向手术那样改变髋关节的一致性，但是它可以扩大髋臼并稳定髋关节。因此，我们从这项研究中排除了接受股骨联合截骨术的患者。

成人髋臼造盖术治疗成人髋关节发育不良的成功与术前 OA 的严重程度密

切相关，因此我们认为这是一种省时的手术。该手术有一个独特的优势，从术后结果来看，半脱位和股骨头畸形不是重要的危险因素。

髋臼旋转截骨术（RAO）的长期疗效令人满意。RAO的优点是将透明软骨带到股骨头上。

以OA进展的影像学征象作为终点，Yasunaga报道了术前组10年和20年的预测生存率为96%，早期组10年和20年的预测生存率分别为89%和78%[2]。Yuasa等报道了术后20年，以转为THA作为终点的关节保存率为70.4%[3]。

Okano等发现了股骨头畸形患者在RAO术后10年内可能会经历骨关节炎的进展，即使是早期骨关节炎[4]。

然而，Matsui等报道说RAO术后1年内40%的髋关节出现早期恶化（移位髋臼的软骨溶解和塌陷）[5]。

在任何一种保留关节的截骨术后，在OA进展的后期应考虑进行补救手术（如THA）。

最近，许多作者报道了骨盆截骨术失败后初次全髋关节置换术的结果，包括RAO、Chiari截骨术和造盖术。

据Ito和Yuasa报道，RAO似乎并没有影响THA的临床和影像学结果[17, 18]。然而，Tamaki和Osawa指出，与未进行截骨术的初次THA相比，RAO术后THA的疗效更差，关节窝位置也更差[19, 20]，而且每位作者都提到了RAO后初次THA的技术难点。

据报道，根据计算机断层扫描结果，约70%的髋关节在RAO失败后接受初次THA[21]时出现原始髋臼水平的前后壁缺失或严重畸形。髋臼造盖术后，骨盆定位保持在原髋臼水平，骨存量的提高有利于THA的顺利进行。

我们的回顾性研究有一定的局限性，受试者数量少，总体随访率低，有14例（21%）患者术后5年才随访，而且没有对照组或与其他截骨术进行比较。

但是，我们已证实髋臼造盖术是一种有价值的选择，其优点是可降低侵入性，增加可靠性，并为后期THA创造有利条件。

利益冲突：目前没有接受，将来也不会接受与本章主题直接相关的商业利益资助。

参考文献

[1] Jingushi S, Ohfuji S, Sofue M, et al. Osteoarthritis hip joints in Japan: involvement of acetabular dysplasia. J Orthop Sci. 2011;16(2):156–64.

[2] Yasunaga Y, Ochi M, Yamasaki T, et al. Rotational acetabular osteotomy for pre- and early osteoarthritis secondary to dysplasia provides durable results at 20 years. Clin Orthop Relat Res. 2016;474(10):2145–53.

[3] Yuasa T, Maezawa K, Kaneko K, et al. Rotational acetabular osteotomy for acetabular dysplasia and osteoarthritis: a mean follow–up of 20 years. Arch Orthop Trauma Surg. 2017;137(4):465–9.

[4] Okano K, Enomoto H, Osaki M, et al. Outcome of rotational acetabular osteotomy for early hip osteoarthritis secondary to dysplasia related to femoral head shape: 49 hips followed for 10–17 years. Acta Orthop. 2008;79(1):12–7.

[5] Matsui M, Masuhara K, Nakata K, et al. Early deterioration after modified rotational acetabular osteotomy for the dysplastic hip. J Bone Joint Surg Br. 1997;79(2):220–4.

[6] Konig F. Osteoplastische Behandelung der congenital Huftgelenkluxation. Verh Deutsch Ges Chir. 1891; 20:75–80.

[7] Spitzy H. Kunstliche pfannendachbildung: benutzung von Knochenbolzen zur temporären fixation. Z Orthop Chir. 1933;58:470–86.

[8] Wiberg G. Shelf operation in congenital dysplasia of the acetabulum and subluxation and dislocation of the hip. J Bone Joint Surg Am. 1953;35–A(1): 65–80.

[9] Nihimatsu H, Iida H, Kawanabe K, et al. The modified Spizty shelf operation for patients with dysplasia of the hip. J Bone Joint Surg Br. 2002;84–B:647–52.

[10] Hirose S, Otsuka H, Morishima T. Long–term outcomes of shelf acetabuloplasty for developmental dysplasia of the hip in adults: a minimum 20–year follow–up study. J Orthop Sci. 2011;16:698–703.

[11] Fawzy E, Mandellos G, De Steiger R, et al. Is there a place for shelf acetabuloplasty in the management of adult acetabular dysplasia? A survivorship study. J Bone Joint Surg Br. 2005;87–B:1197–202.

[12] Migaud H, Chantelot C, Giraud F, et al. A long–term survivorship of hip shelf arthroplasty and Chiari osteotomy in adults. Clin Orthop. 2004;418:81–6.

[13] Bartoníček J, Vávra J, Chochola A. Bosworth hip shelf arthroplasty in adult dysplastic hips: ten to twenty three year results. Int Orthop. 2012;36(12):2425–31.

[14] Imura S. Evaluation chart of hip joint functions. J Jpn Orthop Assoc. 1995;69:864–7. (in Japanese)

[15] Kellgren JH, Lawrence JS. Radiological assessment of osteoarthrosis. Ann Rheum Dis. 1957;16(4):494–502.

[16] Crowe JF, Mani VJ, Ranawat CS. Total hip replacement in congenital dislocation and dysplasia of the hip. J Bone Joint Surg. 1979;61–A:15–23.

[17] Ito H, Takatori Y, Moro T. Total hip arthroplasty after rotational acetabular osteotomy. J Arthroplasty. 2015;30(3):403–6.

[18] Yuasa T, Maezawa K, Nozawa M, et al. Total hip arthroplasty after previous rotational acetabular osteotomy. Eur J Orthop Surg Traumatol. 2015; 25(6): 1057–60.

[19] Tamaki T, Oinuma K, Miura Y, et al. Total hip arthroplasty after previous acetabular osteotomy: comparison of three types of acetabular osteotomy. J Arthroplasty. 2016;31(1):172–5.

[20] Osawa Y, Hasegawa Y, Seki T. Significantly poor outcomes of total hip arthroplasty after failed periacetabular osteotomy. J Arthroplast. 2016; 31(9):1904–9.

[21] Iida S, Suzuki C, Shinada Y. Problems in total hip arthroplasty after acetabuloplasty for secondary osteoarthritis of the hip. Paper presented at the 41st Japanese Hip Society, Osaka, 30–31 October 2015.

改良 Spitzy 髋臼造盖术治疗髋关节骨性关节炎的适应证及中期疗效

Indications and Midterm Results of Modified Spitzy Acetabuloplasty for Osteoarthritis of the Hip

Yasuhiko Kawaguchi　Takuya Otani　Hideki Fujii　Tetsuo Hayama

Keishi Marumo　著

摘　要

我们研究了改良 Spitzy 髋臼造盖术的中期临床和放射学结果，这是专门为年轻人制订的几种关节保存手术方式之一。我们回顾了接受此手术的 23 例患者 23 个髋关节（女性 17 例，男性 6 例）；手术时的平均年龄为 32 岁（15—43 岁）。平均随访 5 年（17～146 个月）。骨关节炎前期或早期 16 个髋关节，晚期 4 个髋关节，终末期 3 个髋关节。所有病例的临床和影像学表现都有相当大的改善，可通过股骨头覆盖率的改善来证明。没有病例显示 OA 进展需要改行全髋关节置换术（THA）或表现出明显的骨吸收。我们的结果表明，手术时的年龄与术后结果有关，但与手术时的疾病分期或支架的高度和大小无关。我们注意到，执行这一术式的手术速度有所下降。然而，与其他方法相比，该术式具有一些独特的优点，是一种微创的方法。对于有症状的髋关节发育不良，即使是儿童期接受 DDH 治疗且有股骨头畸形的相对晚期疾病患者，髋臼造盖术也是一种有效的手术选择。我们希望重新考虑和恢复这一术式。

关键词

骨关节炎；髋臼发育不良；髋臼造盖术

一、背景

在日本患者中，髋臼发育不良引起的继发性骨关节炎（OA）是髋关节OA的常见的病理生理学原因[1]。因此，日本学者对一组年龄＜50岁、有前期、早期或晚期骨性关节炎的髋部疼痛患者进行了关节保护手术，属于可通过手术实现更好的髋臼覆盖，改善关节协调性目的的疾病分期。不同的手术中心采用了不同的手术方式，但根据具体情况，我们在医院采用以下形式的髋关节保留手术，即髋臼旋转截骨术（RAO[2]）、改良Spitzy髋臼造盖术（Shelf[3]）和Chiari骨盆截骨术（Chiari[4]）。在本章，我们报道了对接受造盖术治疗患者的中期临床和放射学结果的调查结果，并讨论了我们科室如何考虑适应证。

二、手术技术

首先，介绍一下我们科室进行髋臼造盖术的手术技术。将患者置于侧卧位，采用Smith-Petersen入路[5]显露髋关节。臀肌与髂嵴分离，可见用于肌肉附着的薄骨片，髂外侧壁和关节囊外露。识别股直肌反射头，从囊中分离，髋臼缘也逐渐随之显露。然后在透视指导下确定要建立造盖的高度。当前期或早期OA患者的关节间隙较大时，我们尝试建立具有高度的造盖，使现有的原始髋臼侧缘自然地延续到造盖上。对于关节间隙狭窄的患者，我们通过透视和宏观观察关节囊水平和厚度的综合评估确定造盖的高度，以在关节囊上方建立造盖。我们在计划好的骨沟的前面和后面分别插入2根克氏针，并使用透视引导再次确认高度（图7-1）。使用凿子和高速磨钻在2根克氏针之间创建匹配移植用骨板尺寸的骨槽。植骨板取自髂骨外侧壁，即髂嵴凸结节的前部。我们采集2～3cm宽、4cm长的半厚骨板，并用开槽凿子从周围收集松质骨细片。然后，我们确认骨板被紧密地插入并固定在骨槽中，支架与关节囊广泛接触的建立。我们还确认，即使助手抬高股骨头，骨板仍保持稳定。最后，我们保证在透视下，支架方向与股骨头的表面平行。使移植的松质骨片填满支架上表面与髂骨侧壁之间的空隙，并用横断的反射头和可吸收外科缝线固定。根据情况，我们会从髂骨嵴或股骨截骨部位进行额外的骨块移植。有时我们会采集两块半厚的骨板，为需要特别大范围覆盖股骨头的患者建立一个巨大的三维造盖。在伤口闭合过程中，分离的臀肌牢固地缝合在髂骨嵴上。在康复期间，患者从术后第1天开始使用轮椅，虽然我们限制4～5周内的主动外展，但从术后第

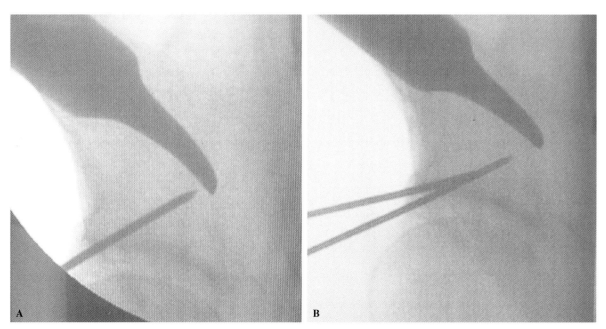

▲ 图 7-1　造盖高度的确定

在透视引导下，参考关节囊厚度和骨板倾斜度，在计划骨沟的前面和后面各插入 2 根克氏针。插入的克氏针 [骨沟前面（A）和骨沟后面（B）] 继续延伸至髋臼外侧边缘

3 周开始部分负重训练。术后 6 周，负重逐渐增加，并在出院时使用 Lofstrand 拐杖。出院后，患者仍需要继续使用拐杖，直到肌力完全恢复，步态稳定（约在术后 3 个月）。

三、材料与方法

我们的研究涉及 23 例患者 23 个髋关节（女性 17 例，男性 6 例），年龄 15—43 岁（平均年龄 32 岁），于 2005—2015 年接受造盖术治疗。随访时间从术后 17～146 个月（平均 5 年）。术前疾病分期早、前期 OA 16 例，晚期 OA 4 例，终末期 OA 3 例。13 个髋关节只行造盖术，其中双侧 6 例。其余 10 个髋关节同时行外翻股骨截骨术。在每位患者术前和末次随访时，使用日本骨科协会（JOA）评分 [6] 作为临床疗效评定标准。我们在术前、术后和末次随访时测量了 CE 角 [7]、髋臼角 [8] 和臼头指数（AHI [9]）作为影像学评定标准。根据 Crowe 分类 [12]，我们在术前和末次随访时测量了圆度指数 [10]、股骨头偏侧 [泪滴间距（TDD）[11]] 和近端位移（图 7-2）。我们还使用 Nishimatsu 等 [13] 描述的方法，将建立的造盖高度定义为移植造盖下表面与髋臼外缘之间的垂直距离（图 7-3）。我们也研究了随着时间推移造盖中的骨重塑和骨吸收。

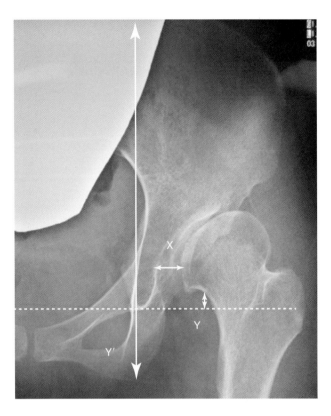

◀ 图7-2　X线测量

X为泪滴间距（TDD，mm），即泪滴影与股骨头内缘的水平距离；Y为股骨头颈交界处与泪滴影的垂直距离；Y′为骨盆高度（髂嵴顶部到坐骨底部）；Crowe值（%）为Y/（Y′÷5）

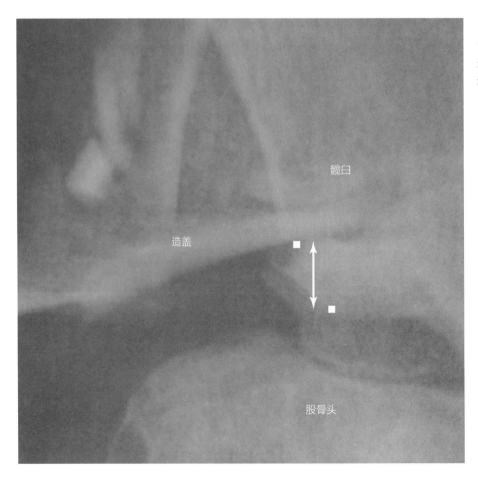

◀ 图7-3　造盖高度

造盖基部下表面到髋臼外缘的垂直距离（mm）

四、结果

JOA 评分（总分 100 分）平均值由术前的 63 分提高到末次随访时的 84 分（图 7-4）。我们分析了每个调查项目的评分，并注意到疼痛评分的显著提高（最高 40 分），术前平均为 20 分，末次随访平均为 36 分。我们还注意到，末次随访的评分随着手术时年龄的增加而降低。末次随访 JOA 评分 ≤ 70 分的患者手术时年龄均 ≥ 33 岁。X 线测量平均值（术前 / 术后 / 末次随访）为 CE 角 3.6° /46° /45°，髋臼角为 49° /36° /35°，AHI 为 53/98/95。手术明显提高了股骨头的覆盖范围，但在随后的股骨头重塑中覆盖范围略有下降。圆度指数、TDD、Crowe 分型（术前 / 末次随访）分别为 60.4/60.5、10mm/13mm、3.1/3.2，在 X 线上均未观察到股骨头半脱位或病情进展。末次随访时支架高度为 0～4mm（平均 2.3mm）。骨板的骨重塑足以提高髋臼的覆盖率和关节的一致性。我们并未观察到超出预期的吸收。

（一）病例 1

患者为 25 岁女性，早期 OA。她被诊断为 DDH（髋关节发育不良），之前接受过石膏治疗，尽管她在上学期间没有症状。20 岁时，她出现髋部疼痛，在我科接受检查。初诊时，我们发现了股骨头畸形，以及在最大内收位关节一

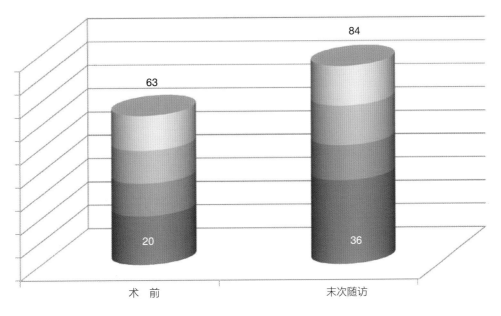

▲ 图 7-4　术前及末次随访 JOA 评分
自下而上分别为疼痛评分（最高 40 分）、活动范围评分（20 分）、步态能力评分（20 分）、日常活动评分（20 分）

致性需要改善，所以我们进行了髋臼造盖术和股外翻截骨术。术中我们无法使移植骨板深深嵌入骨盆壁，因此，我们制作了一个长达 35mm 的超长造盖。术后随访可见明显的骨吸收和骨重塑，患者留下了一个合适的水平长度为 21mm 的造盖，AHI 为 98%。术后 7 年，患者无进一步疼痛并且能够正常进行日常生活活动（图 7-5）。

（二）病例 2

患者为 43 岁女性，早期 OA。没有 DDH 的治疗史，儿童时期也没有症状。她在几年前出现臀部疼痛后接受了检查。股骨头呈球形，关节协调性良好。虽然髋臼造盖术和 RAO 都适用于该患者，最终因为侵入性较低而选择了髋臼造盖术（图 7-6）。

五、讨论

关于髋臼造盖术的术后效果已有报道。然而，近 10 年来，除了一项探讨了髋臼造盖术治疗儿童股骨头缺血性坏死（Legg-Calve-Perthes 病）的研究外 [16-18]，仅有 2 篇文献报道了髋臼造盖术临床疗效 [14, 15]。我们认为这是因为符合髋臼造盖术适应证的病例数量减少了，而且通常还会选择其他手术方法。此外，因为造盖术减少，普通骨科医生观察手术的机会也越来越少。髋臼造盖术有一些在其他手术中没有的独特优势，因此我们认为应该重新研究甚至在未

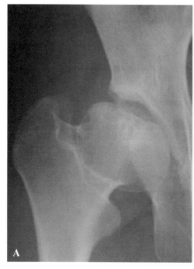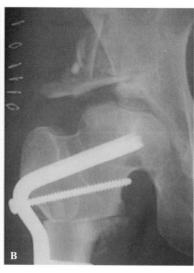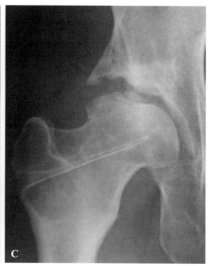

▲ 图 7-5 病例 1，25 岁女性
A. 术前；B. 术后；C. 术后 7 年随访

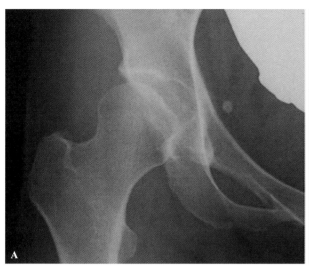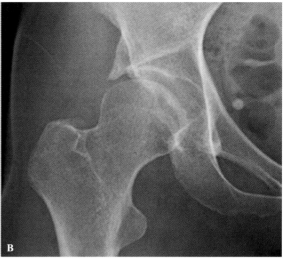

▲ 图 7-6　病例 2，43 岁女性

A. 术前；B. 术后 7 年随访

来恢复这一手术方式。

　　Nishimatsu 等[13] 报道了对 108 例患者（119 个髋关节）平均 23.8 年的术后随访，发现 25 岁以上患者与 25 岁以下患者的术后结果存在差异。其中，< 25 岁的晚期 OA 患者 72% 的 JOA 评分 ≥ 70 分，而在 ≥ 25 岁患者中这一比例为 40%。他们认为手术时 X 线的疾病分期会影响术后结果。我们的结果显示，术后评分随着手术时年龄的增加而降低。末次随访 JOA 评分 ≤ 70 分的患者手术时年龄均 ≥ 33 岁，按疾病分期评估发现，所有晚期 OA 患者手术时年龄均 < 33 岁。因此，我们的结果表明，年龄对术后结果的影响大于手术时的疾病分期。我们还回顾了手术中建立的造盖高度，发现 Nishimatsu 等[13] 报道预后良好的造盖平均高度为 0.63mm，预后不良的造盖平均高度为 4.8mm。根据他们的报道，高度较高的造盖会导致骨吸收，导致预后不佳。在我们的研究中，造盖高度为 0～4mm，平均值为 2.3mm，这个值较高，但没有病例出现明显的骨吸收，也没有观察到造盖高度与术后结果之间存在显著相关性。我们一直认为，造盖的非承重部分发生骨吸收是合理的，基于此，我们建立了稍大的造盖，以确保支架足够并最大限度地覆盖股骨头。我们目前的结果表明，最终的造盖水平长度为 13mm，AHI 为 95%，并推测这些结果符合股骨头的动态需求。造盖的大小与术后结果没有关系。因此，在实际的手术过程中，我们认为应当制造稍微大于研究数据的造盖。

　　在我们医院，对于早期 OA、股骨头呈球形、外展时关节协调性需要改善的 ≤ 50 岁的成年患者，我们首选允许用自体透明软骨覆盖的 RAO。然而，对于已有股骨头畸形且关节协调性差的或考虑将来再次手术且希望尽量减少骨盆畸形的患者，我们选择髋臼造盖术。此外，对于需要通过治疗获得重大生物力学改善的患者，以及有明显股骨头畸形和晚期疾病的患者，即使患者很年轻，均行 Chiari 手术。此手术通常与股骨外翻截骨术结合。然而，对于以上条件之外的患者，任何手术方式都可能适用，我们会根据他们的年龄、活动水平和关节形态做出综合判断。

我们研究了 2005—2015 年 10 年间每种手术的患者数量，发现 26 例行髋臼造盖术（18%），111 例行 RAO（77%），7 例行 Chiari 手术（5%）。通过对患者特征的比较（表 7-1），我们发现支架组中有儿童时期 DDH 治疗史的患者比例明显更高（54%）（与之相比，RAO 组为 31%）。尽管支架组的 Crowe 值（19.0%）明显大于 RAO 组（2.45%），并且在半脱位方面有明显的优势，但在 CE 角（支架组，6.0°；RAO 组，5.4°）、TDD 和外侧半脱位方面没有差异（表 7-2）。此外，支架组的圆度指数（61.5）明显好于 RAO 组（51.6），且这些患者表现出较大程度的股骨头畸形。换句话说，造盖术适用于有儿童时期 DDH 治疗史的较为严重的病例。RAO 适应证可能为明显的髋臼发育不良和股骨头上位脱位。但是，RAO 的是禁忌证是股骨头明显畸形，无法预期的术后关节一致性。与 RAO 相比，造盖术在股骨头畸形方面优势更大且侵入性更小，手术后关节恶化速度比 OA 自然病程快的风险也很低，而且不会引起对全髋关节置换术产生不利影响的髋臼畸形（如 RAO 术后的前壁和后壁缺损）。综上所述，我们认为即使对股骨头呈球形且关节一致性良好的病例，髋臼造盖术也是一种微创、安全、省时、对后续 THA 影响最小的手术方式。

表 7-1 支架组和 RAO 组的患者特征

	支架组	RAO 组	*P*
例数（*n*）	26	113	
手术时的年龄（岁）	33	34	ns
BMI	20.4	21.7	ns
开始疼痛的年龄（岁）	31	30	ns
DDH 病史（%）	54	31	0.03

ns. 无数据

表 7-2　支架组和 **RAO** 组的 **X** 线测量值

	支架组	RAO 组	*P*
CE 角（°）	6.0	5.4	ns
髋臼角（°）	50.2	49.6	ns
AHI（%）	52.6	56.2	ns
圆度指数（%）	61.5	51.6	< 0.01
TDD（mm）	13.1	12.1	ns
Crowe 值（%）	19.0	2.45	< 0.01

ns. 无数据

六、结论

我们报道了在我科室行髋臼造盖术的效果。虽然 RAO 手术适用于大多数患者，我们相信利用髋臼造盖术的优势而不是不加选择地使用 RAO 手术是一种有效的策略，尤其是儿童时期有 DDH 治疗史、病情较重和股骨头畸形的病例。

参考文献

[1] Jingushi S, Ohfuji S, Sofue M, et al. Osteoarthritis hip joints in Japan: involvement of acetabular dysplasia. J Orthop Sci. 2011;16:156–64.

[2] Ninomiya S, Tagawa H. Rotational acetabular osteo–tomy for the dysplastic hip. J Bone Joint Surg. 1984; 66–A:430–6.

[3] Spitzy H. Kunstliche phannendachbildung: benutzung von Knochenbolzen zur temporären fixation. Z Orthop Chir. 1933;58:470–86.

[4] Chiari K. Medial displacement osteotomy of the hip. Clin Orthop. 1974;98:55–71.

[5] Smith–Peterson MN. A new supra–articular subperiosteal approach to the hip joint. J Bone Joint Surg. 1917;8:592–5.

[6] Shima Y. Standard for evaluation of osteoarthritis of the hip. Nippon Seikeigekagakkai Zasshi. 1971;45:813–33. (in Japanese)

[7] Wiberg G. Studies on dysplastic acetabula and congenital subluxation of the

hip joint. With special reference to the complication of osteoarthritis. Acta Chir Scand. 1939;83(Suppl 58):28–38.

[8] Sharp IK. Acetabular dysplasia. The acetabular angle. J Bone Joint Surg. 1961;43–B:268–72.

[9] Heyman CH, Herndon CH. Legg–Perthes disease. A method for the measurement of the roentgenographic result. J Bone Joint Surg. 1950;32–A:767–8.

[10] Okano K, Enomoto H, Ozaki M, et al. Outcome of rotational acetabular osteotomy for early hip osteoarthritis secondary to dysplasia related to femoral head shape. Acta Orthop. 2008;79(1):12–7.

[11] Erying EJ. Early diagnostic and prognostic signs in Legg–Carve–Perthes disease. Am J Roentgenol. 1965;93:382–7.

[12] Crowe JF, Mani VJ, Ranawat CS. Total hip replacement in congenital dislocation and dysplasia of the hip. J Bone Joint Surg. 1979;61:15–23.

[13] Nishimatsu H, Iida H, Kawanabe K, et al. The modified Spitzy shelf operation for patients with dysplasia of the hip. J Bone Joint Surg. 2002;84–B:647–52.

[14] Hirose S, Otsuka H, Morishima T, et al. Long–term outcomes of shelf acetabuloplasty for developmental dysplasia of the hip in adults: a minimum 20–year follow–up study. J Orthop Sci. 2011;16:698–703.

[15] Berton C, Bocquet D, Krantz N, et al. Shelf arthroplasties log–term outcome: influence of labral tears. A prospective study at a minimal 16 years' follows up. Orthop Traumatlo. 2010;96:753–9.

[16] Yoo WJ, Moon HJ, Cho T–J, et al. Does shelf acetabuloplasty influence acetabular growth and remodeling? Clin Orthop Relat Res. 2012;470:2411–20.

[17] Wright DM, Perry DC, Bruce CE. Shelf acetabu–loplasty for Perthes disease in patients older than eight years of age: an observational cohort study. J Pediatr Orthop B. 2013;22:96–100.

[18] Carsi B, Judd J, Clarke NM. Shelf acetabuloplasty for containment in the early stages of Legg–Calve–Perthes disease. J Pediatr Orthop. 2015;35:151–6.

髋臼造盖术及髋臼旋转截骨术治疗髋关节发育不良的适应证

Indications for Shelf Acetabuloplasty and Rotational Acetabular Osteotomy for Developmental Dysplasia of the Hip

第 8 章

Takuya Otani　Yasuhiko Kawaguchi　Hideki Fujii　Tetsuo Hayama

Keishi Marumo　著

摘　要

成人先天性髋关节发育不良 / 发育性髋关节发育不良（developmental dysplasia of the Hip，DDH）是髋关节疾病患者的基础疾病之一，在日本髋骨关节炎患者的报道中，DDH 占很高的比例。DDH 的病理生理因形态、患者相关因素而异，考虑到这些变化，对于髋关节外科医生来说，有多种可选用的治疗方案并做出适当的选择是非常重要的。在本章中，我们将介绍一些在 DDH 保髋手术联合治疗中所使用的治疗技术，并讨论这些治疗措施的适应证。髋臼造盖术的特点包括使用荧光显微镜仔细确定造盖的高度，以及造盖后达到尽可能地覆盖住股骨头的效果。对于需要特别大的覆盖范围的患者，需用两个半厚度的骨板来进行的三维大型造盖。髋臼旋转截骨术的特征是采用经股骨转子法充分显露髂骨，修改截骨线和截骨术。其目的是保持整个骨盆环的连续性，实现两个骨块之间的机械稳定性 / 宽表面接触。对于球形髋部形态和轻度或早期 DDH 的患者，无论采用哪种手术方法，都有望获得良好的术后效果。然而，在患有 DDH 并伴有股骨头畸形、关节不协调、半脱位和疾病进展的患者中，需要根据个人情况对个性化治疗适应证进行研究。作者认为，髋臼造盖术的特征，如对股骨头畸形的多功能性和造盖的重塑能力，对于该手术方法是特别且有吸引力的。预计髋臼造盖术将持续引发人们的关注，有很大的发展空间和前景。

关键词

发育性髋关节发育不良（DDH）；外科手术适应证；髋臼造盖术；髋臼旋转截骨术（RAO）

一、概述

发育性髋关节发育不良（developmental dysplasia of the hip，DDH）是髋关节疾病患者的常见病。在日本患者中 DDH 的发生比例特别高，并且报道表明，有 81% 的被诊断为髋关节骨关节炎（hip OA）的患者具有潜在的 DDH[1]，接受了原发性全髋关节置换术（THA）的患者中 80%～90% 有髋关节发育不良[2-4]。当患者相对年轻，年龄≤ 50 岁且处于疾病早期时，他们多愿意尝试某种形式的关节保留手术。在日本，这种情况非常普遍。DDH 这一疾病概念涵盖了具有各种病理生理的多种疾病。髋关节的形态改变涉及以下原因的组合，包括髋臼发育不良、股骨头畸形、股骨头半脱位及形态不一致。这些原因在每个人身上出现的严重程度也不尽相同。除此之外，还涉及各种与患者相关的因素，如性别、年龄、体重、职业或活动水平及肌肉强度等。考虑到这些各种病理生理特征，我们认识到外科治疗方式的选择很复杂，因为可行方案较多。因此，准确选用最合适的治疗手段相当重要。

在本章中，我们将讨论在 DDH 保留关节手术中适合使用的不同治疗技术。迄今为止，尚无权威的科学证据来确定具体解决方案，且不同主治医生的不同经验、能力和对每种手术方法的个人看法通常会严重影响手术方法的选择。出于这些原因，我们将提出我们对外科手术选择的观点，并希望读者在研究个别治疗方法时可以参考本文。

二、作者所在医院的髋臼造盖术

下面将概述我们医院使用的髋臼造盖术和髋臼截骨术的手术技术，讨论该手术的适应证。

髋臼造盖术的历史、手术技术和结局将在本书的其他部分中讨论，在此不再讨论。在各种用于髋臼造盖术的外科手术技术中，我们采用 Smith-Petersen 方法采用改良的 Spitzy 髋臼造盖术。具体操作是：我们会收集用于骨移植的半厚度骨板，并通过将骨板插入髂骨壁上形成的横向凹槽中，以用来造盖（图 8-1）。我们还收获了两个半厚度的骨板，并在需要特别大的股骨头覆盖的患者中使用这两个板来建立一个大型的三维造盖（图 8-2）。用两块钢板治疗的患者需要大量显露髂骨侧壁，因此这种方法可能需要对大转子施行截骨术。

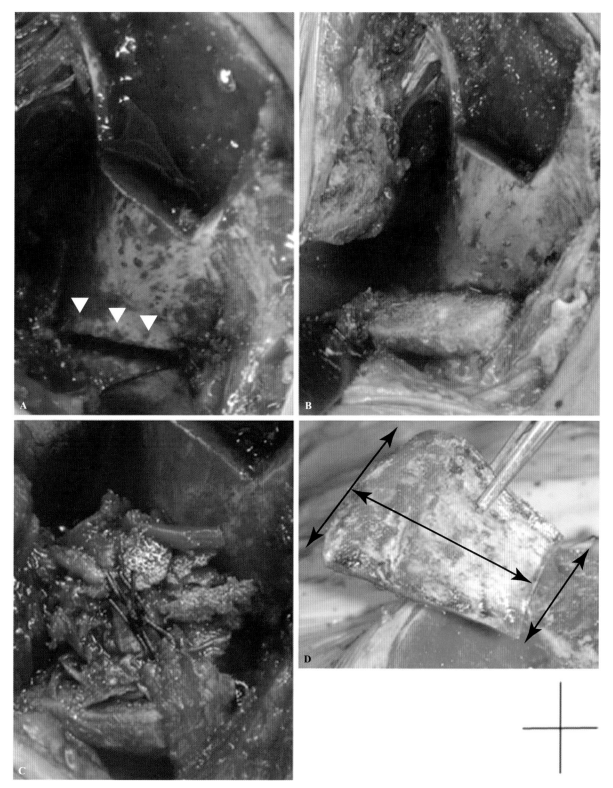

▲ 图 8-1　作者的髋臼造盖术

A. 在股骨头上方的壁上形成一个横向凹槽（箭头），并获得一个半厚度的骨板；B. 将骨板插入凹槽以造盖；C. 将松质骨移植到造盖和髂骨壁之间的三角形空间中；D. 所获得的骨板的大致尺寸为最大宽度 30～35mm，最小宽度 20～25mm，长度 35～45mm，厚度 3～6mm

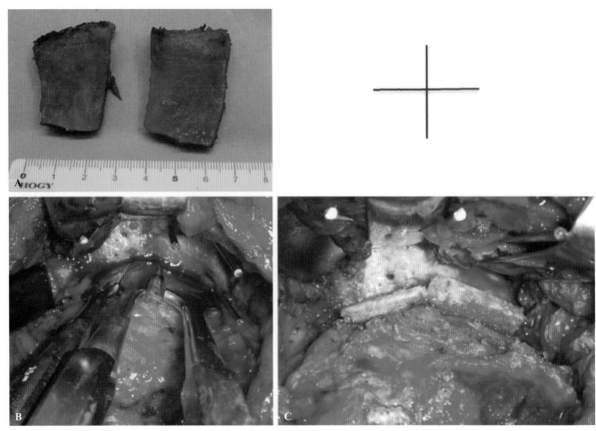

▲ 图 8-2　严重髋臼发育不良的情况下形成两个造盖

A. 从髂骨上获得两个骨板；B. 制作并连接两个骨槽，以插入两个骨板；C. 股骨头上形成的两个造盖

三、作者所在医院的髋臼截骨术

关于各种外科手术技术，用于在从骨盆切开整个髋臼后，进行髋臼截骨术，以改善股骨头的覆盖率。典型的技术包括髋臼移位截骨术[5]、髋臼旋转截骨术（RAO）[6]、髋臼周围截骨术[7]和弯曲髋臼周围截骨术[8]。在我们的医院中，我们采用曲率半径为 40mm 或 45mm 的弯曲凿子，通过改良的 Ollier 切开术和更大的转子切开术进行球形截骨术。尽管截骨术的特征是基于球形的，但截骨术是根据以下基本原理进行修改的：上壁截骨术略向上，因此厚度 B ≥ 厚度 A（图 8-3 和图 8-4A）；为了避免全厚度截骨术，应从后方截骨（图 8-3 中的 B 点）的陡峭曲线区域，而不是从侧面截骨区域（图 8-4B 和 C）；耻骨截骨术是从后方进行的，而不是从前方进行的（图 8-4D 和 E）；所有切骨术均在荧光镜下进行；髋臼的内壁（X 线的泪滴部分）保留在骨盆内（图 8-4）。该技术的目的是促进整个骨盆环、髂骨和耻骨、耻骨和坐骨、坐骨和髂骨的连续性。由于截骨术表面主要由松质骨构成，因此也可实现机械稳定性，使两个

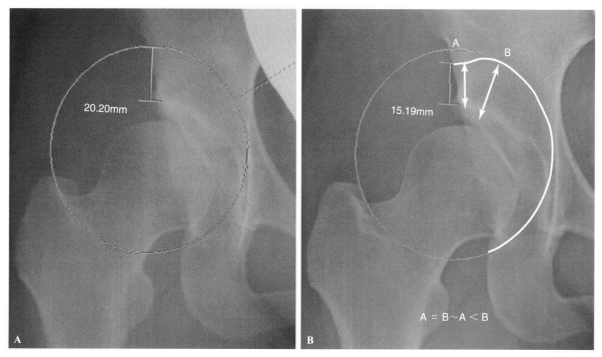

▲ 图 8-3　作者的球形截骨线设计

A. 基本设计是在前后 X 线照片上用一个圆圈（半径 = 40mm 或 45mm）进行，以使上部厚度约为 20mm；B. 接下来，对截骨线的上部进行修改，以使 B 点处的厚度≥ A 点处的厚度，防止股骨头抬高

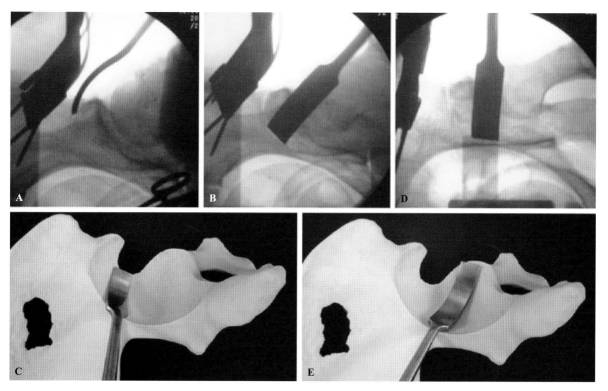

▲ 图 8-4　荧光透视引导下的球形截骨术

A. 根据图 8-3B 所示的截骨设计，上部略微向上截骨；B 和 C. 从后方截骨而不是从侧面截去尖锐的曲线（图 8-3B 中的 B 点）；D 和 E. 从耻骨后方而不是从前侧截骨

骨块之间进行广泛表面接触。这些措施还可以使外科医生避免髋臼移位后股骨头抬高（这将导致肢体缩短），并确保股骨头下、中移动（改善股骨头半脱位），并且还需要最小化骨移植物。对需要大量髋臼移位的严重髋臼发育不良患者，从髂骨壁取出 1～2 个半厚度的骨板，然后将其移植到两个骨块之间，在所有病例中约有 ≤ 20% 需要这种类型的骨移植。用 4 个直径为 4.5mm 的聚 L- 乳酸（PLLA）小钉来固定骨块，并使用钛或不锈钢松质骨螺钉固定大转子。我们将此手术过程称为 RAO。

四、有关髋臼造盖术及髋臼旋转截骨术适应证的文献综述

髋臼造盖术通常适用于因髋臼发育不良而引起的髋关节疼痛的患者。为了达到良好的长期效果，必须满足以下条件：①轻度至中度的髋关节发育不良（中心边缘角 ≥ 0° [9]），尚未发展为骨关节炎 [9, 10]。②年龄偏小。因为 Nishimatsu 等在一份报告中对 ≤ 25 岁（但 ≥ 6 岁）的患者观察到了更有利的结果 [11]。相反，据 Hirose 等 [12] 报道，年龄、骨关节炎分期、不典型增生的放射照相参数等因素并未对术后 20 年产生明显影响。

许多报道都描述了 RAO 的一般适应证。有髋关节发育不良程度的影像学证据且持续疼痛的患者均应施行髋臼造盖术和 RAO。但是，由于整个髋臼在 RAO 中被切骨和旋转，因此通常需要其他指征确诊 RAO，包括三叉软骨的闭合情况、能进行正常范围的运动，以及能观察到术前拍摄图像中的髋臼和股骨头间融合的形态学一致性 [13]。此外，关节炎前期或早期阶段的患者可以获得良好的长期结果 [14-16]。在高级情况下，如果有迹象表明，重要的因素是术前 X 线的最小关节间隙必须 ≥ 2.2mm [17] 或 ≥ 2.0mm [18]，并且股骨头必须为球形 [19]。像髋臼造盖术一样，RAO 更适合年轻患者使用，如果在老年患者中使用，则建议该手术仅限于骨关节炎阶段尚未进展且预期术后融合效果良好的患者使用 [20]。

五、髋臼造盖术及髋臼旋转截骨术的手术选择程序与理论原理特征

上述已阐明了能成功进行髋臼造盖术和 RAO 并获得良好效果的术前因素。但是，尚无既定的选择标准能客观表明在特定情况下哪种手术方法更好。因此，我们目前认为了解每种手术方法的特征，并在理论上讨论每种手术方法在

不同患者中的优势和局限性，具有十分重要的意义。

表 8-1 比较了每种手术程序的功能。基于此，图 8-5 显示了有关如何根据股骨头形态和骨关节炎阶段选择手术程序的基本原理。患有球形股骨头并处于疾病早期阶段的患者，无论哪种手术方法，都有望获得良好的术后效果。考虑到年龄、发育不良程度及随后全髋关节置换术（THA）带来的不利手术效果，会根据每个人的适应证进行个性化调查，并会根据个人情况对个性化适应证进行研究。RAO 可改善患者股骨头半脱位的情况。此外，即使在疾病早期，通常也不建议股骨头畸形患者进行 RAO，应遵循髋臼造盖术的适应证。仅接受髋臼造盖术或仅进行 RAO 的晚期疾病患者发生不良结果的风险增加。如果仅

表 8-1　髋臼造盖术和 RAO 的特征比较

	髋臼造盖术	RAO
外科手术侵袭性	更少	更多
对未来 THA 的不良影响	更少	更多
髋臼容积	增加	不增加
半脱位改善	不可能	可能
术后重塑	可预期	不可预期
股骨头畸形	尽管股骨头畸形也可能	球形股骨头首选

RAO. 髋臼旋转截骨术；THA. 全髋关节置换术

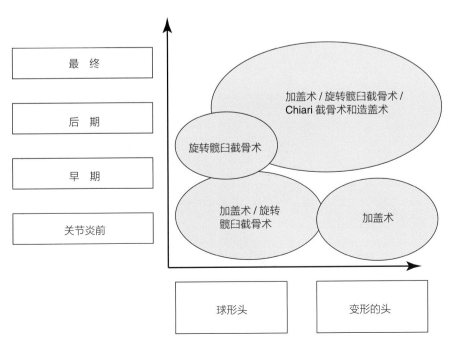

◀ 图 8-5　**手术选择的基本原则：根据股骨头的球形度和骨关节炎的阶段选择手术**

考虑使用 RAO 进行治疗，以期望股骨头与髋臼之间术后获得良好融合，则如前所述，必须严格遵循以下标准，即术前关节间隙测量≥ 2mm。如果不满足这些标准，下一步将是研究是否可以将髋臼手术与股骨截骨术相结合，以获得更有利的形态学一致性或更大的生物力学改善。

六、患者与手术选择有关的注意事项

（一）进行了髋臼造盖术的患者

病例 1（图 8-6）:26 岁，男性，因 Perthes 病（全称 Legg-Calve-Perthes 病）而患有髋臼发育不良和股骨畸形。在前后位 X 线图像上观察到有 RAO 的指征，即二维关节全合良好。在三维 CT 图像上观察到明显的股骨头畸形，没有股骨头半脱位。因此，我们认为用 RAO 治疗患者是安全的。股骨头需要广泛覆盖，因此我们使用两个骨板进行髋臼截骨术（图 8-2）。针对该患者的大转子的升高，我们扩大了截骨的范围，在髋臼造盖术后进行了大转子转位以降低高度。

病例 2（图 8-7）：37 岁，男性，有明显的股骨头畸形及关节间隙变窄。我们的结论是禁忌采用 RAO 疗法。因为需要广泛地覆盖股骨头，所以我们对较大的转子进行了截骨术，广泛显露了骨盆的侧壁，并创建了两个用于髋臼造盖术的造盖。手术后，在新的造盖上观察到明显的重塑，并且股骨头的整个承重部分已被覆盖，这表明重建关节在三维上具有良好的一致性。

病例 3（图 8-8）：15 岁，女性，表现出明显的股骨头畸形和不协调，我们的结论是不采用 RAO 疗法。因此，我们进行了外翻 - 截骨联合截骨术和髋臼造盖术治疗，关节重建良好。

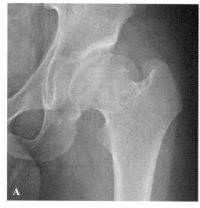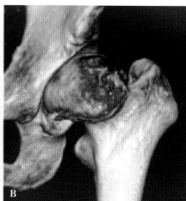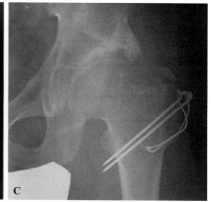

▲ 图 8-6　病例 1，一位有 Perthes 病史的 26 岁男性
A. 术前 X 线片；B. 股骨头的三维计算机断层扫描（3D-CT）图像；C. 术后 1 年

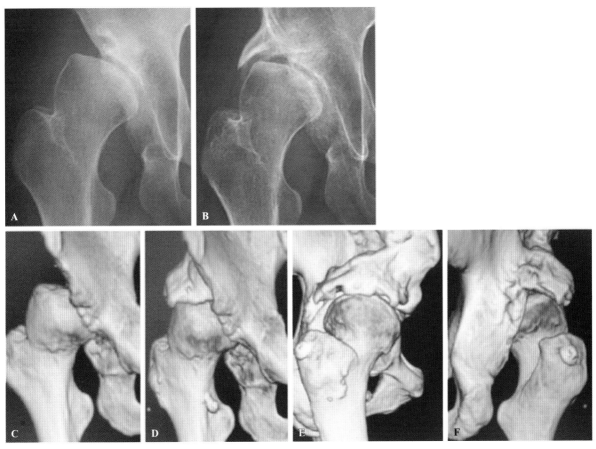

▲ 图 8-7　病例 2，一名 37 岁男性

A. 术前 X 线片；B. 手术后 4 年；C. 右髋的术前 3D-CT 图像；D. 术后 3D-CT 图像的前视图；E. 术后 3D-CT 图像的侧视图；
F. 术后 3D-CT 图像的后视图

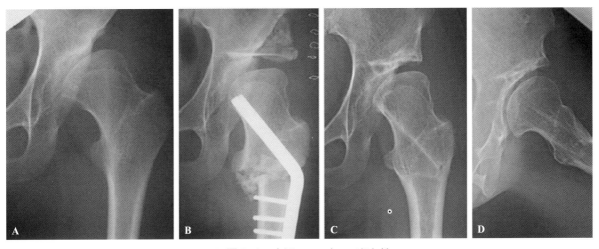

▲ 图 8-8　病例 3，一名 15 岁女性

A. 术前 X 线片；B. 术后立即进行的 X 线片；C. 术后 8 年（前后位）；D. 术后 8 年（外侧）

病例 4（图 8-9）：43 岁，男性，关节不协调。影像图像显示，该患者在股骨头和髋臼顶形成关节间隙狭窄和囊肿，我们认为采用 RAO 治疗，会导致长期预后不佳。因此，采用了外翻截骨术和髋臼造盖术的结合，提升一致性，并改善大转子转侧能力。

（二）RAO 的成功病例

病例 5（图 8-10）：20 岁，女性。

病例 6（图 8-11）：18 岁，女性。

两名患者均患有严重的髋臼发育不良，股骨头半脱位和髋臼顶外侧边缘应力性骨折。一般来说，这很难进行髋臼造盖术。施行 RAO 手术治疗，可以明显改善负重和股骨头半脱位的情况。

病例 7（图 8-12）：14 岁，女性，因存在股骨头畸形而被考虑行髋臼造盖术。但是，之所以选择 RAO，是因为我们认为有必要提升负重并改善股骨头半脱位的情况。

病例 8（图 8-13）：28 岁，女性，被诊断患有末端髋骨 OA 和股骨头脱位。该患者拒绝 THA，并在我们所在医院咨询了其他三家医院，以寻求可能的关节保留手术。除了 RAO，我们还进行了旋转（40°）和外翻（30°）截骨术。RAO 不需进行任何骨移植，明显地将第二髋臼从内侧移位到上位。

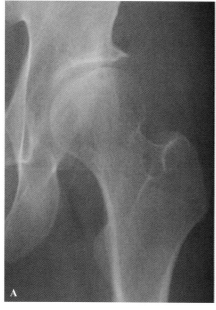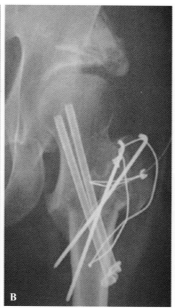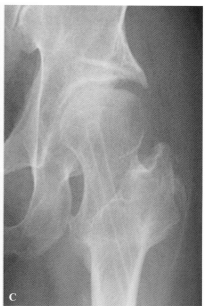

▲ 图 8-9　病例 4，一名 43 岁男性

A. 术前 X 线片；B. 术后立即进行的 X 线片；C. 术后 7 年

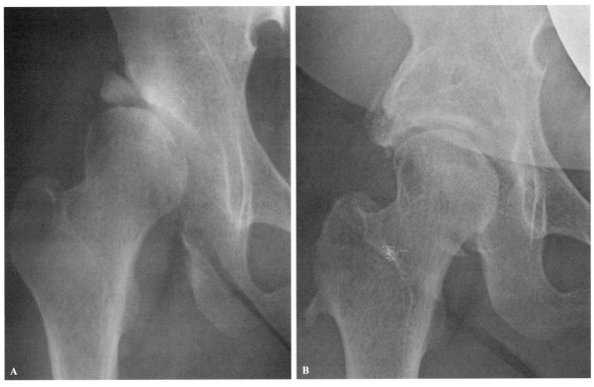

▲ 图 8-10　病例 5，一名 20 岁女性
A. 术前 X 线片；B. 术后 7 年

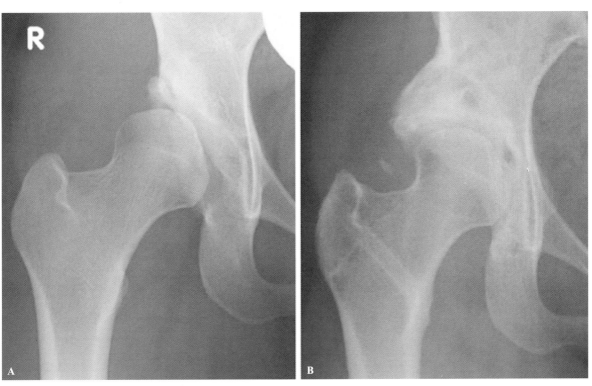

▲ 图 8-11　病例 6，18 岁女性
A. 术前 X 线片；B. 术后 4 年

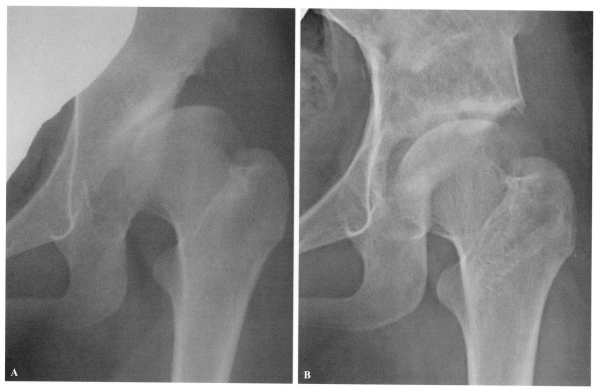

▲ 图 8-12　病例 7，一名 14 岁女性

A. 术前 X 线片；B. 术后 4 年

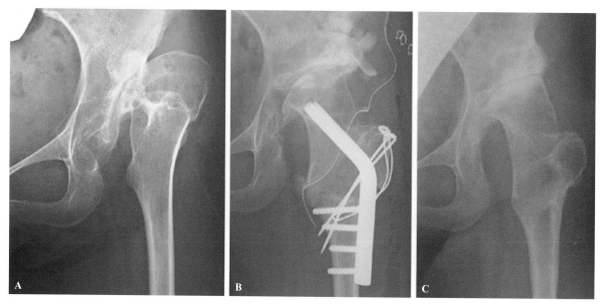

▲ 图 8-13　病例 8，一名 28 岁女性

A. 术前 X 线片；B. 术后当即的 X 线片；C. 术后 4 年

综上可知，RAO 对有需要显著改善负重环境的患者很有帮助。当然，综合考虑各种形式的股骨截骨术以改善关节的一致性也很重要。

七、Chiari 骨盆截骨术

本章已介绍了我们在髋臼造盖术和 RAO 适应证方面的经验。最后，我们想谈谈另一种重要的截骨术形式，即 Chiari 骨盆截骨术。通过多次施行此手术治疗，我们对比后发现 Chiari 骨盆截骨术的适应证和髋臼造盖术的适应证之间有相当多的重叠。Chiari 截骨术也在本章介绍的病例 1 至病例 4 中提及。

我们认为，相比于 Chiari 截骨术，髋臼造盖术的优势在于手术侵入性较小，严重并发症的风险较低，并且外科医生更容易预测和控制股骨头覆盖范围的改善程度。另一方面，Chiari 截骨术的好处包括更大限度地改善了髋关节周围的生物力学环境。因此，Chiari 截骨术通常施用在年轻患者和末梢髋骨关节炎患者。

八、结论

本章介绍并讨论了我们对盆腔手术治疗 DDH 适应证的观点。如前文所述，施行这种外科手术的难度在于选择的时候很大程度上取决于外科医生的个人经验和观点，且缺乏科学的证据。我们认为，在典型形态和轻度 DDH 的患者中，外科手术本身的特点并不会导致术后结局发生重大差异，因此使用外科医生最熟悉的外科手术程序可能是安全的。然而，对于患有严重 DDH 或患有特别的形态学疾病的患者，每种手术方法的优缺点可能会严重影响术后结局。我们认为，髋关节外科医生在治疗中需要有多种可供选择的方案，这对治疗效果非常重要。

髋臼造盖术是一项历史悠久的外科手术，但在世界范围内使用的数量远远少于 RAO。然而，对于髋臼造盖术而言，股骨头畸形的通用性和造盖的重塑能力等特征是特定的，且具有吸引力，不适用于 RAO。

此外，如病例 2 所示，通过修改造盖的数量和大小（图 8-7），这种手术方法可显著改善髋关节的重建。我们希望，髋臼造盖术将持续引发人们的关注，并在将来得到进一步的发展。

参考文献

[1] Jingushi S, Ohfuji S, Sofue M, et al. Multiinstitu–tional epidemiological study regarding osteoarthritis of the hip in Japan. J Orthop Sci. 2010;15:626.

[2] Kido K, Fujioka M, Takahashi K, et al. Short–term results of the S–ROM–A femoral prosthesis. J Arthroplast. 2009;24:1193.

[3] Nakamura Y, Mitsui H, Kikuchi A, et al. Total hip arthroplasty using a cylindrical cementless stem in patients with a small physique. J Arthroplast. 2011;26:77.

[4] Tamegai H, Otani T, Fujii H, et al. A modified S–ROM stem in primary total hip arthroplasty for developmental dysplasia of the hip. J Arthroplast. 2013;13:345.

[5] Nishio A. Transposition osteotomy of the acetabulum for the treatment of congenital dislocation of the hip [in Japanese]. Nippon Seikeigekakai Zasshi. 1956;30:482–4.

[6] Ninomiya S, Tagawa H. Rotational acetabular osteotomy for the dysplastic hip. J Bone Joint Surg Am. 1984;66:430–6.

[7] Ganz R, Klaue K, Vinh TS, et al. A new periacetabular osteotomy for the treatment of hip dysplasia. Clin Orthop Relat Res. 1988;232:26–36.

[8] Naito M, Shiramizu K, Akiyoshi Y, et al. Curved periacetabular osteotomy for treatment of dysplastic hip. Clin Orthop Relat Res. 2005;433:129–35.

[9] Migaud H, Chantelot C, Giraud F, et al. Long–term survivorship of hip shelf arthroplasty and Chiari osteotomy in adults. Clin Orthop Relat Res. 2004; 418:81–6.

[10] Fawzy E, Mandellos G, De Steiger R, Mclardy–Smith P, Benson MKD, Murray D. Is there a place for shelf acetabuloplasty in the management of adult acetabular dysplasia? A survivorship study. J Bone Joint Surg Br. 2005;87:1197–202.

[11] Nishimatsu H, Iida H, Kawanabe K, Tamura J, Nakamura T. The modified Spitzy shelf operation for patients with dysplasia of the hip. A 24–year follow-up study. J Bone Joint Surg Br. 2002;84:647–52.

[12] Hirose S, Otsuka H, Morishima T, et al. Long–term outcomes of shelf acetabuloplasty for developmental dysplasia of the hip in adults: minimum 20–year follow–up study. J Orthop Sci. 2011;16:698–703.

[13] Yasunaga Y, Yamasaki T, Ochi M. Patient selection criteria for periacetabular osteotomy or rotational acetabular osteotomy. Clin Orthop Relat Res. 2012; 470:3342–54.

[14] Nakamura S, Ninomiya S, Takatori Y, Morimoto S, Umeyama T. Long–term

outcome of rotational acetabular osteotomy: 145 hips followed for 10–23 years. Acta Orthop. 1998;69:259–65.

[15] Hasegawa Y, Iwase T, Kitamura S, Yamauchi Ki K, Sakano S, Iwata H. Eccentric rotational acetabular osteotomy for acetabular dysplasia: follow–up of one hundred and thirty–two hips for five to ten years. J Bone Joint Surg Am. 2002;84:404–10.

[16] Nozawa M, Shitoto K, Matsuda K, Maezawa K, Kurosawa H. Rotational acetabular osteotomy for acetabular dysplasia. A follow–up for more than ten years. J Bone Joint Surg Br. 2002;84:59–65.

[17] Yasunaga Y, Ochi M, Terayama H, Tanaka R, Yamasaki T, Ishii Y. Rotational acetabular osteotomy for advanced osteoarthritis secondary to dysplasia of the hip. J Bone Joint Surg Am. 2006;88:1915–9.

[18] Hasegawa Y, Kanoh T, Seki T, Matsuoka A, Kawabe K. Joint space wider than 2 mm is essential for an eccentric rotational acetabular osteotomy for adult hip dysplasia. J Orthop Sci. 2010;15:620–5.

[19] Okano K, Enomoto H, Osaki M, Shindo H. Rotational acetabular osteotomy for advanced osteoarthritis secondary to developmental dysplasia of the hip. J Bone Joint Surg Br. 2008;90:23–6.

[20] Yasunaga Y, Takahashi K, Ochi M, Ikuta Y, Hisatome T, Nakashiro J, Yamamoto S. Rotational acetabular osteotomy in patients forty–six years of age or older: comparison with younger patients. J Bone Joint Surg Am. 2003;85:266–72.

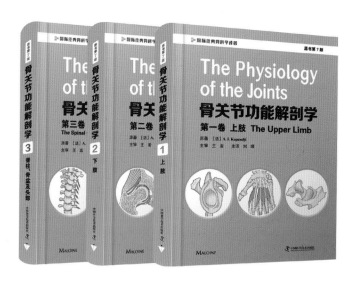

书　　名：骨关节功能解剖学

引进地：MALOINE

主　审：王　岩

主　译：刘　晖

开　本：大 16 开（精装）

定　价：236.00 元（各册统一定价）

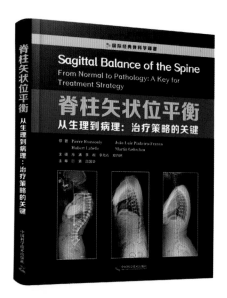

主　译：海涌　李利　李危石　郑召民

开　本：大 16 开（精装）

定　价：198.00 元

本书引进自世界知名的 Thieme 出版社，是一部系统介绍脊柱矢状位平衡相关理论和临床诊疗应用的专业参考书。书中所述包括脊柱矢状位平衡的概述、脊柱生物力学、个体差异的标准值、脊柱病理生理学、非脊柱侧凸的脊柱失平衡、青少年脊柱侧凸和成人脊柱侧凸等内容，涵盖了近年来有关脊柱矢状位平衡的最新研究进展，根据"从生理到病理"的概念，采用逆向思维方式，切实解决了"从病理到生理"的临床问题。本书内容系统，深入浅出，图表明晰，旨在为脊柱外科及相关专业的临床医生和研究人员了解脊柱矢状位平衡领域的历史发展、最新进展、临床诊治等提供重要参考。

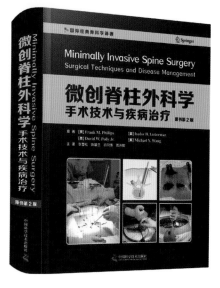

主　译：张雪松　陈雄生　祁同伟　周许辉

开　本：大 16 开（精装）

定　价：428.00 元

本书引进自世界知名的 Springer 出版社，是一部凝聚百余名经验丰富专家的智慧，涵盖微创脊柱外科（minimally invasive spine surgery，MISS）各领域历史沿革及最新进展的著作。著者基于丰富的临床经验，以循证医学证据为导向，引用大量文献，由易到难、由简到繁、由表及里、由具象到抽象、由主干到分支，系统描绘了 MISS 的应用图谱，详尽介绍了 MISS 相关的手术理念、手术工具、减压与融合手术技巧、围术期与并发症处理等内容。本书图片丰富，要点突出，章首列有学习目标，章末对本章进行了概要性总结并配有相关测验及答案，可帮助读者轻松掌握书中内容。

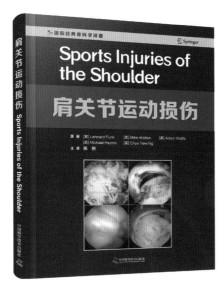

主 译: 陈 刚
开 本: 大 16 开 (精装)
定 价: 168.00 元

　　本书引进自世界知名的 Springer 出版社, 是一部新颖、独特、全面的肩关节运动损伤参考书。全书共 13 章, 先对肩关节的临床解剖与生物力学进行了概述性介绍, 然后从基本解剖结构、病理生理学特点、临床表现、治疗方法、并发症处理及预后等方面对各种类型的肩关节运动损伤进行了阐述, 最后简明总结了运动康复的基本原则。书中各章章首均列有学习要点, 章末设有问答题, 有助于读者了解及掌握书中内容。本书内容翔实, 图表丰富, 可供骨科医师、运动员康复理疗师日常工作中阅读参考, 也可作为初入临床的骨科医学生的学习指导用书。

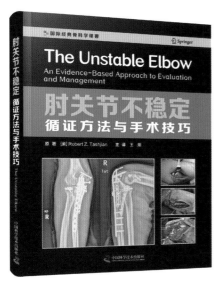

主 译: 王 刚
开 本: 大 16 开 (精装)
定 价: 198.00 元

　　本书引进自 Springer 国际出版公司, 是一部介绍各种肘关节不稳定疾病治疗策略的指导用书。作者对急、慢性肘关节疾病有着独到的见解, 提出的一些手术处理技巧非常实用。全书共四篇 17 章, 分别从疾病背景、评估、治疗原则、手术技巧及术后处理等方面详细阐述了各种急、慢性肘关节不稳定疾病的特点及治疗方法, 将肘关节不稳定相关方面的知识有机地整合在一起。书中配有大量高清 X 线片及真实病例图片, 生动描述了肘关节手术的处理技巧及注意事项, 使得手术步骤更加浅显易懂。本书结构清晰, 内容实用, 图文并茂, 可为广大临床骨科医师治疗肘关节损伤提供有益参考。

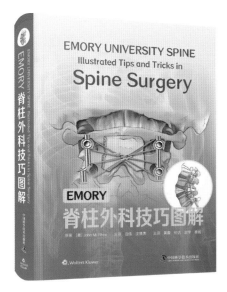

主 译: 黄霖 何达 赵宇 秦毅
开 本: 大 16 开 (精装)
定 价: 398.00 元

　　本书引进自世界知名的 Wolters Kluwer 出版社, 由国际著名骨外科、脊柱外科专家 John M. Rhee 教授团队倾力编著, 国内 60 家医院 100 余位骨科专家联袂翻译而成。全书共五篇 40 章, 全方位系统地介绍了各种脊柱外科手术的方法及技巧。本书编写思路清晰、注重实用, 每章均以典型病例带出本章所述技术方法的应用示范, 并详细列出各种手术方法的适应证、技巧、术后管理关键、并发症处理等, 同时配有大量高清图片帮助读者理解手术细节。纵览全书, 编写独具匠心, 内容丰富、实用, 非常适合广大脊柱外科、骨外科、脊柱脊髓神经外科医师阅读参考, 是一部不可多得的临床案头必备工具书。

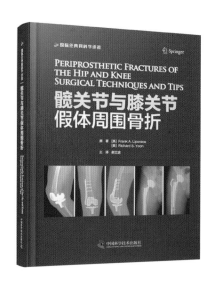

主 译：郝立波
开 本：大 16 开（精装）
定 价：128.00 元

本书是引进自德国 Springer 出版社的一部关节外科学著作，共分三部分。第一部分为概论，详细介绍了假体周围骨折的发生率、危险因素、分型、检查和查体、诊断，以及假体周围骨折合并感染的诊断。第二、第三部分则分别对髋关节假体周围骨折（包括髋臼假体周围骨折及股骨假体周围骨折）、假体间骨折和膝关节假体周围骨折进行了深入阐释，展示了相应的诊断、分型和手术治疗方法。本书内容全面、深入、贴近临床，图片丰富、清晰、一目了然，是一部颇具实用性的临床参考书，可供广大关节外科医师、骨科医师阅读参考。

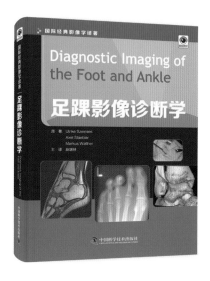

主 译：麻增林
开 本：大 16 开（精装）
定 价：178.00 元

本书由德国影像学专家 Ulrike Szeimies 博士、Axel Staebler 教授与足踝外科专家 Markus Walther 教授共同编写，精选汇总了大量的经典病例，密切联系临床实际，图文并茂，可读性强。全书共 11 章，首先较为扼要地介绍了足踝部疾病的影像学检查方法及其新技术进展以及足踝部的临床评价程序及其评价方法，然后较为系统地讲解了踝部疾病、前中后足部疾病、足底软组织疾病、足踝部神经疾病、非局限于特殊部位疾病、累及足踝部的系统性疾病以及足踝部肿瘤的发病机制、临床表现、影像学表现、治疗方法以及预后情况，本书适合于影像科、足踝外科、骨伤科、普通外科以及其他相关学科医生的学习和工作参考。

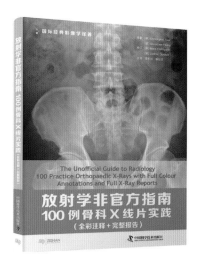

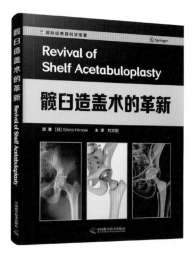

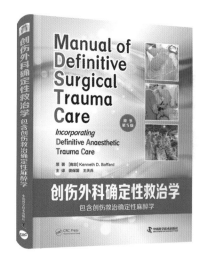

主 译：胡荣剑　潘纪成
开 本：大 16 开（平装）
定 价：98.00 元

主 译：刘文刚
开 本：大 16 开（精装）
定 价：80.00 元

主 译：姜保国　王天兵
开 本：大 16 开（精装）
定 价：298.00 元